TRUCOS PARA EL NUEVO PAPÁ

Una Guía de Embarazo Moderna en 4 Pasos para Papás Primerizos, Utiliza Estos Atajos para Ayudarte a Sentirte Preparado y a Realizar la Transición hacia la Paternidad

Por: William Harding

Table of Contents

Introducción v

Capítulo Uno: ¡Caramba! Vas a Ser Padre 12

Capítulo Dos: El 1er Trimestre - Meses 1 al 3+ (Semanas 0 a 14) de Embarazo 28

Capítulo Tres: El 2º Trimestre - Meses 3 a 6 (Semanas 15 a 27) del Embarazo 44

Capítulo Cuatro: El 3er Trimestre - Meses 7 a 9 (Semanas 28 a 40) del Embarazo 58

Capítulo Cinco: El 4º Trimestre 77

Conclusión Un viaje sentimental 93

Reseñas 97

Únete a la Comunidad del Club de Papás 98

Referencias 99

© Copyright 2022 - Todos los derechos reservados William Harding.

El contenido de este libro no puede reproducirse, duplicarse ni transmitirse sin el permiso directo por escrito del autor o del editor.

Bajo ninguna circunstancia se podrá culpar o responsabilizar legalmente a la editorial, o al autor, por daños, reparaciones o pérdidas monetarias debidas a la información contenida en este libro. Ya sea directa o indirectamente. Tú eres responsable de tus propias elecciones, acciones y resultados.

Aviso legal:

Este libro está protegido por derechos de autor. Este libro es solo para uso personal. No se puede modificar, distribuir, vender, utilizar, citar o parafrasear ninguna parte, ni el contenido de este libro, sin el consentimiento del autor o del editor.

Aviso de exención de responsabilidad:

Por favor, ten en cuenta que la información contenida en este documento tiene solo fines educativos y de entretenimiento. Se ha hecho todo lo posible por presentar una información precisa, actualizada, fiable y completa. No se declaran ni se implican garantías de ningún tipo. Los lectores reconocen que el autor no se dedica a prestar asesoramiento jurídico, financiero, médico o profesional. El contenido de este libro procede de diversas fuentes. Por favor, consulta a un profesional titulado antes de poner en práctica las técnicas descritas en este libro.

Al leer este documento, el lector acepta que, bajo ninguna circunstancia, el autor es responsable de ninguna pérdida, directa o indirecta, en la que se incurra como resultado del uso de la información contenida en este documento, incluidos, entre otros, — errores, omisiones o inexactitudes.

¡Justo para ti!

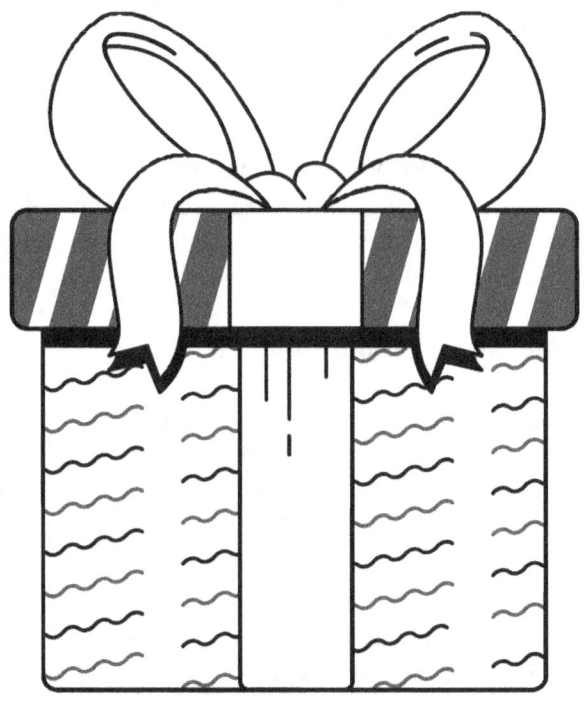

UN REGALO GRATIS PARA NUESTROS LECTORES

Plan de **acción** en **10 pasos** que puedes descargar ahora. ¡Siéntete confiado y preparado para tu recién nacido desde ahora!

http://williamhardingauthor.com/

Introducción

Lo que más me impactó de ser padre la primera vez fue la sensación de impotencia. Nadie me envió el memorándum. De algún modo, supuse que cuando oyera llorar al bebé en la sala de partos, el reto de los nueve meses anteriores habría terminado. Esperaba que fuera el momento en que podría suspirar de alivio. Todas las cosas que no había esperado durante los últimos seis meses de acontecimientos que me cambiaron la vida -la mayoría explorados a través de las emociones y los antojos de mi pareja- se revertirían como si limpiara la memoria de mi computadora. El resto se arreglaría solo. O al menos mi esposa se ocuparía de ello hasta que el niño pudiera hablar y jugar a lanzar la pelota.

Parte de la razón por la que no tenía ni idea de qué esperar era el hecho de que las clases de preparación para el parto lo cubrían todo hasta el momento del parto. Abarcaban muchas cosas prácticas, pero acababan siendo todas acerca de lo que experimentaríamos durante el embarazo desde el punto de vista de la mamá, cómo preparar la maleta para el hospital y cómo prepararse para el gran acontecimiento, que era como unas vacaciones en casa de tus suegros. No había noches solo para papá, en las que te explicaban los cambios hormonales y la importancia de comprar un vestuario totalmente nuevo durante meses. El hecho de que la figura de mi pareja se volviera extraña fue la parte más fácil de afrontar, porque cambiaron muchas otras cosas. Las finanzas ya habían empezado a cambiar, y muchas cosas cambiaron gradual y drásticamente orientándose hacia el bebé, que yo intentaba superar cojeando mientras apoyaba a mi cónyuge, que parecía saber innatamente cómo debía funcionar todo. Su confianza y sus conocimientos no eran precisamente contagiosos.

Aprendí a poner pañales desechables a un maniquí; no era muy difícil; no se movía nada. Incluso estudié las sutilezas de la colocación de los pañales de tela. Era un arte parecido al de doblar una bandera. Pasé la prueba en clase, conseguí mi medalla de *boy scout* y me gradué. Cuando pinché al muñeco con el alfiler de gancho gigante, no gritó ni sangró ni me hizo sentir culpable. El maniquí no estaba llorando y haciendo pipí y retorciéndose y volviendo a hacer caca justo cuando le quitaba el pañal o justo cuando se lo volvía a poner. El simple hecho de cambiar un pañal a algo vivo era como intentar ponerle un traje de buceo a una nutria que preferiría estar nadando. En realidad, a veces era difícil averiguar qué debía limpiar primero porque se había liberado el pulpo de la imprevisibilidad. No solo no sabía qué limpiar, sino que tampoco sabía con qué debía hacerlo.

Las primeras veces que mi mujer me dio el bebé, lo sostuve con las dos manos a la distancia del brazo y me quedé mirándolo como si buscara un lugar donde posarme. Era como un gnomo de jardín que me habían regalado unos amigos, que iban a venir a hacer una parrillada y no quería que se sintieran mal por haber ignorado su generosidad. En cuanto yo lo cargaba, invariablemente se ponía a llorar y tenía que ser rescatado de entre mis brazos, que estaban demasiado calientes, demasiado fríos o se parecían demasiado a un cristal roto. Más tarde descubrí que cuando uno aprende a acercarse al bebé, éste aprende a acercarse a uno. Las cosas sencillas no siempre vienen primero a la mente cuando internamente te entra el pánico sobre lo que estás haciendo mal. Peor aún, eres el hombre mítico que no se detiene a preguntar cómo llegar, a veces incluso rechazando las instrucciones perfectas de un GPS. A veces, lo que tú no sabes, puede que lo sepa tu cónyuge, y seguramente ya lo sabe alguien más en el planeta. Es un bebé, algo que la población de la Tierra dice que se ha hecho al menos miles de millones de veces antes.

No tenía las herramientas, los pechos o lo que sea que hace a las madres, madres y padres como cactus vivientes. Mi mujer me lo daba y era como encender un interruptor para decirle que llorara. Era como si la experiencia fuera una lección de vida por la que tenía que pasar para aprender las crueldades de la vida, y yo era su calabozo personal de dolor. El bebé tuvo que aprender que, a lo largo de la vida, el confort se iba a ir a otra parte de la casa de vez en cuando, y tienes que aceptar que necesitabas esperar a que volviera el consuelo.

El verdadero problema acabó siendo la falta de información. Nadie se me acercó después de repartir los puros, me apartó y me dijo: "Oye, William, tengo noticias para ti". El sabio consejo que podría esperar de un amigo sobre en qué me había metido no llegó en persona, ni en un mensaje de texto, ni por correo electrónico. Era fácil ver que los amigos con los que solía salir los viernes después del trabajo empezaron a extinguirse cuando recibieron la noticia de que estaban a punto de tener un hijo. Desaparecieron del mapa poco después, y ya no los volví a ver. No me di cuenta de que se enteraron de que tenían una familia y de que sus responsabilidades habían cambiado, y desde luego yo no había tenido la oportunidad de saber lo que eso conllevaba. Eran un silencio ensordecedor lidiando con sus propios ajustes colgados de la exacta frase común: "esto no va como esperaba". Su nuevo manto de factores estresantes era algo a lo que se habían apuntado e incluso podría haberles entusiasmado. Como yo, la única forma que tenían de asumir el peso sin derrumbarse era doblar el apoyo de su pareja e intentar convertirse en alumnos de los cambios que se estaban produciendo.

Siendo realista, sabía que iba a tener que hacer sacrificios a cambio del regalo de traer un hijo a nuestras vidas. Solo que no sabía qué sacrificios eran ni cómo afrontarlos. Si echas un vistazo a tu alrededor, es evidente que la gente experimenta la experiencia de tener hijos todo el tiempo, y algunos de ellos son hombres. No tenía ni idea de las formas más sutiles de poner a prueba mi capacidad para mantener mi madurez emocional y mi compostura. Me vi obligado a absorber algunas responsabilidades que sin duda nunca había dominado antes de casarme y que mi esposa asumió en su mayor parte durante la primera parte de nuestra relación. Mirando desde la distancia, nada sugería que hubiera llegado el momento de empezar un maratón de estudio para un examen sobre cómo convertirme en un adulto.

Por suerte, nosotros teníamos la esperanza de estarlo. Lo estábamos intentando. Incluso eso era un poco extraño, ya que el romance adquiría una dimensión totalmente distinta cuando estaba guiado por un termómetro que le decía a mi pareja cuándo estaba "lista". Lo he intentado y no funciona muy bien. Era como si una tercera rueda entrara en la relación y parte de lo que era divertido (que seguía siéndolo) se convirtiera en una obligación impulsada por un objeto inanimado. Eso fue solo el principio de los cambios que necesitábamos experimentar como pareja al aceptar nuestra entrada en esta nueva fase de nuestra relación.

Para los hombres que por casualidad se enfrentan a esta experiencia por sorpresa, se trata de otro nivel de revelación. Algunos lo llaman impacto y pavor. Eso se suele aplicar en la guerra y es un precursor del trastorno de estrés postraumático. Te quedarás estupefacto ante la noticia, preguntándote si has oído lo correcto, y luego todo se volverá un poco insensible y oscuro en los bordes a medida que descubres la visión de túnel. Si tu pareja te acaba de entregar un ejemplar de este libro y no te ha dicho los resultados de la segunda prueba de embarazo que se hizo, solo puedes adivinar por qué lo dejó en tus manos. ¡Sorpresa!

Tanto si la noticia de la paternidad fue planeada como si fue una sorpresa total, tus experiencias, a medida que la situación evoluciona lentamente, no tienen por qué ser de conmoción y pavor; tú PUEDES manejar los cambios. Mi segundo hijo fue mucho más fácil que el primero, que es más o menos la regla para todo. La diferencia fue que yo ya había pasado por el trance. Me di cuenta de que aún tenía algunas cosas que aprender, pero era mucho menos desalentador gracias a la experiencia que ya tenía. Lo habría hecho mejor si hubiera empezado por el segundo. Lamentablemente, esto no es una caja de chocolates. Tienes que manejar la llegada de tus hijos en orden—no hay píldoras mágicas ni vuelta atrás. Más allá de la noticia de tu concepción exitosa y de los puros y las clases de preparación para el parto, necesitas un cursillo para padres como tú.

Este libro es tu guía para unirte al Club de los Papás. El viaje empieza poniendo un pie delante del otro.

El largo, azaroso y gratificante viaje en el que estás a punto de adentrarte es la vida de ser padre. Todo resulta mucho más fácil cuando sabes las cosas que necesitas saber, porque no habrá sorpresas inesperadas. Puedes participar y disfrutar del proceso de aprendizaje sobre el nuevo pequeño adorno de la experiencia de la vida. Este podría ser tu camino para experimentar un tipo de alegría totalmente nuevo y, cuando se aborda con cierta astucia, puedes experimentar una mayor intimidad en tu relación de pareja a medida que fortaleces los lazos y las responsabilidades que, en última instancia, los unen. Este libro es tu mapa, una guía que te ayudará a informarte sobre lo que puede depararte tu futuro como padre primerizo; estarás mucho mejor equipado para este camino con unas cuantas horas de lectura comprometida.

"Todo padre, si se toma un tiempo de su ajetreada vida para reflexionar sobre su paternidad, puede aprender maneras de convertirse en un padre aún mejor." — Jack Baker.

Me llamo William y yo seré tu guía turístico. Soy el veterano que ha participado en la experiencia de traer nada menos que tres nuevas vidas a este mundo. Aunque me sentí inocente, estresado y ocasionalmente abrumado durante la primera expedición, finalmente hice los ajustes necesarios y asimilé mis nuevos papeles como padre y como cónyuge. No solo eso, sino que la experiencia de convertirme en padre no me devoró, como me pareció que iba a ocurrir al principio. Tuve la suerte de tener un buen trabajo que me daba algunas libertades que me ayudaron a amortiguar los cambios por los que estaba obligado a pasar, pero incluso sin eso, ahora sé que todo habría seguido bien. Habría sido incluso mejor si me hubiera esforzado más por ganar más perspicacia. Pero el hecho de que yo fuera capaz de gestionarlo caminando a través de la experiencia y estando a ciegas en cada momento significa que tú tienes una ventaja que yo no tenía.

Parte de la razón de profundizar en la escritura de este libro es mi experiencia. Sé que no tiene por qué ser un viaje largo y extraño trabajar en la evolución de tu familia inmediata. Volver la vista atrás a mi experiencia me dio confianza para abordar los dos siguientes regalos maravillosos en la expansión de nuestro clan desde un núcleo de solo dos al grupo de cinco que ahora adoro y disfruto. Cuando encontré a mi buen amigo repartiendo puros alegremente, me puse manos a la obra. Después de que anunciara que esperaba un nuevo miembro en su familia, hice lo que esperaba que alguien hubiera hecho por mí. Le pasé el brazo por encima del hombro y le dije: "Eh, Alex, tengo noticias para ti". Le di ánimos, pero más que eso, me ofrecí a estar ahí para entrenarle, responder a sus preguntas y hablar de las cosas por las que iba a pasar. A menudo me adelantaba a él y le enviaba uno o tres mensajes sobre hacia dónde se dirigía su vida cuando reconocía alguna frustración u otro hecho significativo.

Al ver su respuesta y sentir que le había ayudado, me apresuré a ofrecer mi apoyo a mi siguiente compañero, que estaba poniendo en marcha su caravana hacia el salvaje oeste. Con el tiempo, me animé a crear un grupo informal para hombres, concretamente para aquellos que ya no se reunían los viernes después del trabajo porque esperaban el primer hijo. El objetivo era ayudar a los hombres a buscar algo de camaradería, compartir experiencias y saber qué esperar cuando se adentraban en territorio desconocido. Además, ayudó a recuperar a algunos amigos que habían sucumbido ante el embarazo y la paternidad pero habían descuidado su propio bienestar emocional.

Han pasado siete años desde que comenzó mi viaje hacia esta fase de mi vida. La alegría de aquella experiencia y el placer que me produjo ayudar a otros a hacer frente a la tormenta de sorpresas me han traído hasta aquí, donde espero ayudar a más recién llegados al mundo de la paternidad. Sé que he mejorado como marido y como padre, y estoy seguro de que puedo ayudar a otros a aprender de mis dificultades y mis éxitos en los retos que les esperan. Al igual que alcanzar el éxito en tu carrera, en tus estudios o en el campo de juego, te costará cierto esfuerzo, pero los resultados valdrán la pena. La confianza te dará más espacio para disfrutar de la experiencia y dejar que esa actitud de alegría se traslade a todo lo demás que hagas, convirtiéndote en un participante entusiasta en lugar de una víctima de las circunstancias.

Empecemos esta nueva aventura. Puede que sea un poco como hacer paracaidismo por primera vez, pero vamos a saltar del avión en tándem, y he revisado el equipo y te tengo cubierto. Es una emoción que te garantizo que vivirás, y quizá extiendas la mano y la retribuyas.

El poder de los padres y de la pareja

"El poder de los padres y de la pareja" son breves secciones de enfoque al final de cada capítulo. Están aquí para guiarte haciendo hincapié en los puntos esenciales y decirte lo que deberías hacer para convertirte en un super-papá. Léelas todas y ponte en acción para aprovechar el libro al máximo.

La primera tarea para activar tu poder como padre es dedicar un tiempo cada día a leer este libro de principio a fin. Si solo puedes dedicarle 20 minutos al día, lo terminarás en aproximadamente una semana (unas 200 palabras por minuto). No lo leas de un tirón. Concéntrate en lo que lees y déjate asimilarlo. Si estás seguro de que te has saltado algo, no te engañes; asegúrate de releer las secciones al día siguiente en lugar de seguir adelante solo para terminar. Dedicarte a la lectura es una pequeña inversión en el resto de tu vida, y merecerá la pena.

Capítulo Uno:

¡Caramba! Vas a Ser Padre

Acabas de enterarte de que vas a ser padre. No importa de dónde proceda la noticia, si estabas deseando oír esas palabras o si convertirte en padre es una sorpresa total; lo más probable es que experimentes una oleada de emociones, como quien se adentra en las olas de la playa. Que te lances a la violenta incertidumbre de las rompientes oceánicas o al suave chapoteo de las olas en una laguna depende de la playa. En cualquier caso, hay mareas de resaca y cosas aterradoras bajo el agua que estaban esperando a que te mojaras los pies.

Un buen consejo a seguir, independientemente de cómo se comporte el oleaje, ¡no te vayas a nadar solo!

Cuando descubras que tu pareja está embarazada, tendrás emociones encontradas que pueden llegar a extremos. Al fin y al cabo, será el día en que te des cuenta de que algo ha cambiado definitivamente, y afectará significativamente a tu vida a partir de ese momento. Este momento de tu vida es un poco como bajar del trampolín en un salto de bungee. La reacción inicial puede ser miedo, alegría, sorpresa, inquietud— No voy a intentar limitar lo que sientes. A menos que tengas narcolepsia, una cosa que no harás es dormir durante ese momento inicial de " ¿y ahora qué hago?".

Nunca se insistirá lo suficiente en la importancia de la empatía. El embarazo no es algo de lo que ella sea la única responsable. Es algo por lo que ambos van a pasar. Ser empático y comprensivo empieza en el momento en que te enteras del embarazo. En ese momento, cuando te enteras de la noticia, puedes tener la tentación de ser un cabeza hueca y soltar algo que se te ocurra inmediatamente.

- "¿Estás hablando en serio?"
- "Pero, ¿cómo pasó?"
- "Creía que tomabas anticonceptivos."
- "¿Es mío"

Esto no es recomendable como punto de partida. Si ya has empezado con el movimiento impulsivo, es hora de dar un paso atrás, reagruparte y retractarte. Tuviste un momento de pesimismo que pasó, y ahora puedes pedir perdón para aclarar las cosas y restablecer la tempestad programada. Dependiendo de la situación, puede que no haya esperado que te alegraras, pero esperará que formes parte de su equipo. Puede que eso no requiera mucho más que una sonrisa y decir: "Te amo".

Tu pareja, tu fuerza

Algo que a menudo parece calmar un alma inquieta es encontrar a alguien que comparta tu perspectiva. Lo maravilloso del embarazo es que tú y tu pareja están inmersos en la realidad del embarazo y atados a ella simultáneamente. Ambos están en el mismo barco (sí, otra analogía relacionada con el agua). Si ella no da el primer paso para empezar a hablar de cómo se siente o preguntarte cómo estás de ánimo con la noticia, no hay nada que te impida compartir cómo te sientes o intentar sonsacarla. Alguien tiene que tomar el remo, arrancar el motor o izar la vela. El barco tiene que ponerse en marcha. Alguien tiene que dirigir el barco. La tripulación tiene que trabajar unida. Parte de la responsabilidad se asumirá automáticamente, pero la comunicación es imprescindible mientras navegas hacia aguas despejadas. Muchas cosas pueden salir mal si el equipo no está en armonía entre sí y con el movimiento del mar.

Puede que estés acostumbrado a llevar la iniciativa en muchos aspectos de tu relación de pareja, pero en esta excursión no tienes por qué ser el capitán. Una mujer probablemente estará más preparada para lo que se avecina. Tu pareja habrá prestado más atención a sus amigas que están teniendo hijos. Probablemente habrá adquirido un sentido de la crianza y el cuidado de los niños como parte de su naturaleza y experiencia. Tú, en cambio, eres como un hombre enviado a comprar tampones. Puede que veas el embarazo como un montón de estanterías cargadas de cajas de marcas, cosas con las que no tienes experiencia. Si eres como yo, en lugar de pedirle indicaciones a tu pareja, esperarás a ver a algunas mujeres hacer sus selecciones mientras finges estar mirando algo en otra parte del pasillo. Entonces podrás utilizar los conocimientos adquiridos como mirón para llegar a una conclusión.

Puede que te entristezca saber que la respuesta masculina antes mencionada de no preguntar nunca por una dirección es una respuesta equivocada a los conocimientos superiores de tu pareja sobre un tema. Esta nueva fase de su relación es una oportunidad para aprender más el uno del otro. Algo que ella apreciará es que muestres interés por lo que ocurre. Puede que incluso entienda que parezcas respetar sus conocimientos sobre lo que es ser mujer y cómo se siente al experimentar el embarazo y el parto. Puede que hayas metido la pata y hayas traído a casa la caja de tampones equivocada, pero el embarazo es algo mucho más grande que no vas a volver a la tienda a cambiar. No pasa nada por no saber cómo es estar embarazada, sobre todo si eres hombre. Preguntar a tu amigo más cercano sobre ello es compartir y establecer vínculos que pueden conducir a cosas a veces extrañas, como el respeto y la comprensión.

Al mismo tiempo, cuando flaquees en tu ignorancia y te acerques tímidamente a ella para compartir su sabiduría, no creas que se mostrará toda fresca, tranquila y serena. Hay razones para ello, como sus hormonas desbocadas y sus inseguridades e incertidumbres. Es algo que ella experimentará físicamente por primera vez, y esa experiencia es mucho más inmediata. Ambos estarán estresados, pero desde perspectivas diferentes. Cualquier momento de estrés es un momento en el que la gente es más propensa a exponerse emocionalmente, y a veces estar tranquilo y ser racional no es el primer paso. Algunos podrían considerar que la exposición emocional es, en última instancia, de lo que trata una relación. Una de las mejores cosas que pueden hacer es esforzarse por explorar juntos el fenómeno.

Antes de que empieces con el mapa colocado al revés, el estrés no es malo. Es simplemente una reacción que te hace ser más consciente y estar más alerta de lo que te rodea. Es algo que puedes utilizar a tu favor para ser más consciente y vivir el momento. Es más probable que aceptes y superes una situación estresante si la asumes como propia en lugar de dejar que te atropelle. En este caso, asumirla es compartir la experiencia con tu pareja. Trabajar juntos en las fases de planificación, compartiendo miedos, alegrías, ideas y responsabilidades, puede contribuir a reforzar su vínculo. Eso les ayudará a lo largo del embarazo y en los años en que aprendan a lidiar con el bebé, el infante, el niño y el adolescente, a medida que la maravilla que han creado emerge y madura. Es el momento de construir fortaleza y estabilidad con los faros mirando hacia el futuro.

La carga física

En la mayoría de los casos, la carga física del embarazo recaerá sobre la mujer. Ella es la portadora de la maravilla viviente en una relación simbiótica mientras crece en su interior, y experimenta cambios desconocidos en su equilibrio hormonal y su físico. Estos cambios pueden afectar fácilmente al estado de ánimo, la resistencia y los comportamientos de maneras que nadie puede predecir. Puede sentirse alarmada y ansiosa por algunos de los cambios, y puede resultarle difícil controlar sus emociones. Es importante darse cuenta de que, aunque no seas tú quien cambie, experimentarás los efectos del cambio indirectamente en su respuesta hacia ti por cómo se siente o por cómo te afectan los cambios en tu estilo de vida.

Puede que necesites tomar el relevo cuando ella no se encuentre bien y arrimar el hombro. Casi con toda seguridad, esto va a suponer una demanda adicional de tus recursos, como tiempo, energía y sueño. Esto puede significar que tengas que renunciar a un juego de cartas, a ver un evento deportivo o a tu programa de TV favorito. Podría significar levantarte un poco antes para meter una carga de ropa en la lavadora o llevar la lista de la compra a la tienda después del trabajo. El esfuerzo será más fácil de asumir si abordas a tu pareja con empatía y la situación con la comprensión de la recompensa.

Si desempeñas tu papel fiel al de un futuro padre noble, es muy probable que te sientas bastante agotado e incluso confundido por las nuevas responsabilidades. Estos quehaceres adicionales nunca deben convertirse en un punto de discordia ni parecerse a un concurso de superioridad. Estás intercambiando la carga que ella ha aceptado por aceptar algunas de las tuyas para intentar equilibrar la balanza. Aunque yo tuve la suerte de poseer algunos conocimientos culinarios y se me podía llamar en un apuro para que cocinara, mis tareas domésticas antes del embarazo de mi pareja se delegaban generalmente como "cosas que necesitaban arreglarse". Después del embarazo y de mantenerme firme en la idea de que no necesitaba ninguna apestosa dirección, no molesté a mi pareja con preguntas sobre cómo lavar la ropa. Ese miedo a admitirlo hizo que algunas prendas blancas de nuestro armario se tiñeran de rosa. Resultó que necesitaba lecciones para doblar la ropa a su manera, que era más ingeniosa que mi técnica de soltero de apilar las cosas en un cajón. En aquella época, mientras el cajón cerrara, la misión estaba cumplida.

Supongamos que te atreves a tener siempre a la nueva incorporación a tu familia como la luz al final del túnel, un bozal puesto cuando una broma pueda resultar demasiado campechana, una máscara de estoicismo o empatía para esos momentos en los que el mal quiere entrar en erupción. En ese caso, diluirás la tensión, sofocarás las turbulencias y evitarás todos los terremotos. Créeme, ella está mucho más agobiada que tú y, como mínimo, igual de estresada. Tómate el tiempo necesario para preguntarle cómo se encuentra y escucha lo que dice sin cambiar de canal en la televisión. Tu vida ya no gira solo en torno a ti, y no gira solo en torno a ti y a tu pareja. Se trata de comprometerte con la persona con la que elegiste vivir tu vida para superar esta experiencia con el mayor disfrute posible, ya que lleva a la siguiente etapa increíble de la vida juntos, ahora con un hijo.

Cuanto más mimes a tu pareja, más cómodo te sentirás y más apreciará tu esfuerzo. Llévale flores, escríbele una nota de cariño y hazle saber que estás ilusionado con el futuro. No puedes quitarle su carga física, pero puedes ayudarla con la carga emocional yendo un poco más allá en ese momento en el que crees que ya has hecho bastante. Imagina que un día ella decidiera que llevar un bebé es demasiado problema. Ella no está en condiciones de afectar a medias tintas, y tú tampoco..

Tendrás mucho que aprender, y las distintas fases del embarazo requerirán distintos niveles de santidad. Si tu suegra está cerca, puede que empieces a quererla más cuando te alivie de algunas de las cargas y responsabilidades adicionales de la casa. Un poco de elogios puede hacer mucho. Nosotros no vivíamos lejos de la familia de mi pareja, y sé que nos ayudaban de formas que yo ignoraba durante toda la experiencia. Con el tiempo aprendí más sobre eso la segunda vez que di la vuelta al carrusel.

La famosa frase de "¡Estamos embarazados!" no es tanto una afirmación de hecho en el sentido físico, sino una declaración de su compromiso mutuo de crear un hijo como pareja. Tú no vas a orinar un montón de veces más al día, ni vas a tener estreñimiento ni se te van a aplastar los órganos mientras te queda pequeña la colección de zapatos que te compraste de adulto, pensando que era la única talla que te quedaba y que nunca podría cambiar. Pero puedes absorber algunas de las cargas adicionales y tratar de disfrutar dándole tiempo libre de verdad.

Demuéstrale que te importa informándote

En algún momento, querrás asistir a algunas clases de preparación para el parto con tu compañera para conocer mejor los papeles que les corresponden y hacerte una idea general de lo que te espera. No te hagas a la idea de que esas clases te preparan para lo que está por venir. Son algo que hacen juntos, así que es una excelente muestra de compromiso, igual que acompañarla a las citas con el médico. Mostrarle tu apoyo con gestos sencillos le deja saber que están juntos en esto.

Una forma aún más impresionante de demostrar a tu pareja que quieres participar activamente es leer sobre el embarazo. En lugar de ver películas sobre los premios Darwin para personas que murieron de forma tonta o recopilaciones de TikTok que te dejan de buen humor pero rascándote la cabeza, utiliza ese tiempo de video para mostrarte como todo un hombre dedicando tiempo a estudiar el embarazo y el parto. Este sacrificio de sustituir algo inútil por algo útil servirá de algo cuando menciones un tema sobre el que te gustaría conocer su opinión y cuando le cuentes lo que has aprendido sobre el embarazo.

Planificación

En capítulos posteriores, aprenderemos lo que ocurre en cuatro de los tres trimestres. Sí, lo de que hay cuatro trimestres no es ningún error tipográfico. Que el bebé llore no significa que el juego haya terminado. El objetivo que nos planteamos aquí es crear un plan integral para la futura pareja.

Para ser un colaborador eficiente en el embarazo, es aconsejable asumir un papel de planificador. Te obligará a investigar un poco sobre las realidades del embarazo y el parto, a informarte sobre todas las cosas que no esperas y te ayudará a sentirte tranquilo cuando se rompa la bolsa y llegue la hora del espectáculo. Iniciar la planificación no es tanto tomar las riendas sino construir tu currículum de padre. Asumirás tus responsabilidades en el papel, pero compartirás la planificación con tu pareja. Esto también ayuda con la comunicación y a conocer las expectativas de cada participante en el equipo de los padres. Así te aseguras de que participas en el evento como un socio y no como un lémur con los ojos muy abiertos que se queda paralizado por la fuerza de la máquina.

Algunos de los aspectos más exigentes de la planificación a largo plazo son el presupuesto y el plan de parto.

Elaboración del presupuesto. Más allá de bañarte en orina y de intimar potencialmente con partes de la anatomía de tu pareja que ni siquiera ella verá nunca, descubrir el costo real de traer un nuevo miembro a la familia puede ser la parte más sorprendente de la aventura del embarazo. Nunca es demasiado pronto para empezar a pensar en las finanzas, incluso mucho antes de pensar en tener un bebé. Si no has pensado en las finanzas, la sorpresa, el asombro y la emoción de saber que has participado en la creación de la vida pueden verse suplantados por un considerable sobresalto económico. Siguiendo esta estructura general, la presupuestación incluye consideraciones para:

- Ampliación del guardarropa
- La habitación del bebé
- Cuidado del bebé
- Tiempo fuera del trabajo
- Gastos médicos

Algunas de estas preocupaciones pueden compensarse con regalos de amigos y familiares o beneficios laborales, pero no tener en cuenta alguna de ellas puede acabar formando parte de una costosa sorpresa. No afrontar la realidad de en qué dirección pueden ir los ahorros de tu vida solo puede aumentar el estrés de la situación y, en última instancia, acabar en algo parecido a un desastre. Un desastre económico puede evitarse con una planificación cuidadosa, ahorrando dinero a lo largo del tiempo y examinando detenidamente las prestaciones que te proporciona o no tu empresa. Dependiendo de dónde vivas, también puedes disponer de diversas prestaciones públicas. Los padres primerizos que se dedican a disfrutar al máximo de su primer bebé pueden conseguir cosas milagrosas incluso en una pista tan corta.

Ampliación del guardarropa. A mamá le va a quedar pequeño prácticamente todo durante el embarazo, menos sus pañuelos y bufandas. El ritmo de cambio no será exactamente constante, y el ritmo de crecimiento debido al tamaño del feto y a la genética y los hábitos alimenticios de la mamá variará mucho. El glamour no suele ser el objetivo. La comodidad, la facilidad de transpiración y lo práctico son intereses más probables. Forbes dice que la mamá promedio gasta menos de $1000 en ropa de maternidad. Esta cifra relativamente baja se espera debido a la corta duración del uso, a que se comparte entre amigas y a la disponibilidad de opciones de ropa premamá de bajo precio. A menos que una mamá planee construir su propio ejército de soldado en soldado, puede que algunas prendas no se lleven más que unos pocos días antes de jubilarlas. Es bueno intentar pensar en el valor práctico más que en un desfile de moda radical.

La habitación del bebé. Aunque haya una habitación independiente para el recién llegado, un lugar especial construido exclusivamente para el niño puede ser ventajoso. Las horas de siesta del bebé en una habitación detrás de su propia puerta pueden ser siestas tranquilas sin interrupciones. Equipar la habitación con una cuna y un cambiador o cómoda aparte no tiene por qué costar una fortuna. Con un presupuesto conservador, se puede comprar un conjunto práctico a juego entre $200 y $1000. Asegúrate de revisar las clasificaciones de seguridad de cualquier producto que compres utilizando una plataforma que evalúe los productos públicamente. No vale la pena ahorrarse unos dólares y exponer a tu precioso hijo al riesgo de sufrir daños. Ten en cuenta que es posible que estos artículos solo se utilicen durante un tiempo relativamente corto, y que ahorrar gastos en la habitación del bebé para comprar muebles que le duren hasta la adolescencia es probablemente la inversión más sensata. Un monitor para bebés es un seguro añadido y barato contra la angustia del bebé, pero también puede ser una forma tranquilizadora y discreta de escuchar las preciosas respiraciones y arrullos de los bebés cuando se despiertan de un sueño tranquilo. Compensa el estrés del inevitable llanto.

Cuidado del bebé. El cuidado del bebé incluye cosas como leche de fórmula, pañales, ropa de bebé, juguetes y artículos para la dentición, silla de coche, mochila de viaje/para pañales, cochecito, portabebés, silla para la siesta, silla alta. Lo que elijas depende de lo que sea importante para ti y de tu estilo de vida, pero todos estos artículos deben planificarse y comprarse mucho antes del viaje al hospital. Tus elecciones importan. Por ejemplo, los pañales de tela reutilizables que utilizan un servicio y los desechables pueden costar casi lo mismo ($1000/año), pero tienen un impacto diferente en el ambiente—investiga las clasificaciones de los productos de cualquier cosa que pienses comprar, prestando especial atención a la seguridad. Los acabados de madera de los juguetes pueden ser especialmente engañosos, ya que pueden hacer que las cosas parezcan bonitas, pero podrían tener efectos a largo plazo en el desarrollo del niño. Los productos químicos y el plomo en la dieta de un bebé son un no rotundo, y no discriminarán lo que puede y debe llevarse a la boca. Mantén toda la arena para gatos fuera del alcance de los niños, utiliza dispositivos de seguridad en los enchufes eléctricos y pon puertas de seguridad en todo lo que no pueda ser a prueba de niños.

Tiempo fuera del trabajo. Los permisos de maternidad y paternidad son prestaciones que algunas personas pueden disfrutar dependiendo de su empleo y de las políticas de su empresa. Para un principiante dúo de padres, esta prestación puede ser una razón estratégica para elegir un trabajo en lugar de otro al entrar en la edad de criar a los hijos. Sin duda, los padres con estas prestaciones querrán aprovecharlas. Sin embargo, no todos tienen este lujo, y cuando lo tienen, las prestaciones varían mucho entre el tiempo remunerado y el no remunerado permitido. La clave aquí es ser consciente de las compensaciones que se necesitan durante cualquier periodo en que uno de los progenitores, o ambos, estén sin cobrar. Es bueno planificar el tiempo de emergencia por si la madre necesita tomar un descanso a medida que se acerca el parto. Supongamos que la madre no se reincorpora al trabajo durante un periodo prolongado. En ese caso, se produce un doble golpe en el que debes tener en cuenta tanto la falta de su contribución económica como el hecho de que el bebé aumenta los gastos domésticos y reduce la barra del limbo bajo la que tienes que pasar.

Gastos médicos. Uno de los desembolsos inevitables del embarazo son los gastos médicos. Se podría argumentar que empiezan con la prueba de embarazo y esencialmente nunca terminan hasta que el niño se mantiene a sí mismo. Pero lo que aquí se contempla son los gastos prácticos e inmediatos de los nueve meses de embarazo y el posterior parto. Habrá revisiones periódicas con un obstetra (el médico que se ocupa específicamente del embarazo y el parto), análisis (ecografías y pruebas de laboratorio) y la factura del hospital, que puede variar mucho entre hospitales y métodos de parto.

Sin prestaciones médicas, el costo de un parto natural asistido puede ser de entre $10,000 y $20,000. Una cesárea (en la que se extrae al bebé mediante una incisión en el abdomen) puede costar hasta $50,000. Cosas como la inducción (inducir artificialmente el parto) y la epidural (procedimiento médico que introduce anestesia en una zona de la médula espinal para adormecer el dolor de la madre al dar a luz) cuestan más. Desde el punto de vista económico, puede ser mejor llamar a un taxi después de que se rompa la bolsa y esperar que el parto se produzca en el trayecto. Debido a los riesgos adicionales, no es algo por lo que debas rezar.

En última instancia, el costo de tener un bebé con los cuidados tradicionales si no tienes prestaciones ronda el mismo precio que una carrera de una universidad pública de bajo costo en Estados Unidos. Si no tienes seguro, no has planificado el embarazo y ha sido inesperado, lo más probable es que necesites algún tipo de ayuda social o que tengas que pedir préstamos que pagarás hasta más o menos cuando tu "bebé" vaya a la universidad. Son muchos dólares a los que hay que hacer frente, y por eso es buena idea hacer planes antes de que te sorprendan.

Con prestaciones u otras ayudas, los gastos disminuyen drásticamente, pero los estudios sugieren que el costo promedio del parto, incluso con seguro, es de unos $5000. Eso puede seguir siendo una suma importante para planificar, dependiendo de tu situación económica. Para otras personas, puede ser la cantidad que gastan mensualmente en cuotas de juegos por Internet. Quizá sea el momento de plantearte si pudieras renunciar a un gasto no esencial para destinarlo a tus ahorros.

Se trata de elaborar un plan financiero. Puede empezar por ahorrar un determinado número de dólares de tu sueldo semanal y debe incluir la investigación sobre prestaciones y ayudas del gobierno. Haz una lista de todo lo que necesitas absolutamente, investiga los costos a través de tu médico y los hospitales, y conoce cuál será la inversión total. En ese momento, podrás tomar una decisión informada sobre cómo cubrir el gasto sin cargar con una deuda interminable.

Tu plan para el parto. Aunque algunos expertos consideran que el "presupuesto" forma parte del plan para el parto, a mí me parece que tiene un alcance demasiado grande para incluirlo cómodamente. El plan de preparación al parto no es más que un esquema de lo que te gustaría pensar que ocurrirá durante el parto y tomar algunas notas estratégicas sobre cosas en las que no querrás tener que pensar mientras ocurren. Cuando se rompe la bolsa, no es el momento de empezar a buscar las llaves o a hacer la maleta para el viaje al hospital. Todos estos preparativos deben hacerse con semanas e incluso meses de antelación.

El plan debe contener un montón de cosas aburridas quizá, pero necesarias que lo agilizarán todo. No necesitas incluir necesariamente dónde están las llaves, pero querrás asegurarte de adquirir el hábito de colgarlas en un gancho junto a la puerta. Esta es una de las muchas cosas que están en el plan pero que no están escritas. Si no vas a conducir y necesitas o quieres utilizar un taxi, asegúrate de que responden rápidamente e incluye su número de teléfono en el plan.

El plan escrito. Entre las cosas que debes incluir en el plan están:

- Los nombres y números de teléfono de los médicos y del hospital (y tenlos en marcación rápida en tu teléfono).
- El horario de los médicos y las fechas de las citas.
- La fecha estimada del nacimiento.
- Preocupaciones y consideraciones especiales.

Dudo que pudiera haber expresado este último punto de forma más vaga. Eso es porque el tema es vago. Realmente tendrá que ver con las preferencias de la madre por el ambiente del parto y cómo debe evolucionar el proceso. Enumerar las preferencias en cuanto a música y alimentos reconfortantes disponibles puede no ser una mala idea, aunque de eso debería ocuparse la bolsa del hospital (a la que llegaremos en un momento). Son más importantes las preferencias sobre la epidural, el parto natural, el uso de fórceps y el lugar del parto (en casa, en el hospital, en la piscina de partos o en el taxi). Mucho de esto está en manos de la madre. Algunas pueden ser decisiones tomadas por la pareja como equipo, como los nombres del bebé y las preferencias de circuncisión. Esto debería incluir más o menos todo lo que la madre no puede aportar racionalmente mientras está consumida por el dolor del parto, y el padre puede no ser consciente de haberlo hecho al haberse desmayado por las cosas que no esperaba ver. En otras palabras, en una emergencia en la que ninguno de los padres sea capaz, una enfermera debería poder coger la página y localizar todo lo que necesita saber.

El plan no escrito. Las partes no escritas del programa del papá incluyen cosas muy prácticas. Nadie se preocupará por ti porque no tú no eres el que lleva el paquete que hay que entregar, pero tienes que ser el ingeniero táctico.

Conoce tu trabajo. Si vas a estar en la habitación durante el parto, estate allí y haz lo que se espera de ti. Asegúrate primero de que tu pareja quiere que estés allí para apoyarla.

- Explora el hospital. Haz un recorrido por el hospital mucho antes de que llegue el momento. Conoce dónde está el área de admisiones, dónde puedes estacionarte a largo plazo (no todos los casos de parto son cortos), dónde están las salas de parto (planta, mostrador y disposición), infórmate de dónde puedes descansar, localizar algo para comer y dónde podrías encontrar un cuarto de baño.

- Infórmate sobre las rutas directas y alternativas para conducir. Conoce la zona y las carreteras entre tu casa y el hospital. Si se produce algún imprevisto, no querrás quedar atascado en el camino mientras corres hacia el hospital (a menos que esperes ese parto en un taxi).

- Añade tus cosas a una bolsa de hospital. No esperes que tu pareja haga la maleta por ti. Debes estar listo para irte a la primera señal de contracciones.

La bolsa del hospital. Lo mejor es preparar una bolsa de hospital y tenerla lista con bastante anticipación a la fecha en que se espera el parto. Incluso un parto "normal" puede ser a veces más corto de lo esperado. Es una buena idea tener bolsas separadas porque la madre puede necesitar cosas adicionales. Ella no necesariamente dejará el hospital de inmediato. Separar las bolsas reduce la confusión a la hora de buscar cosas y permite que cada parte del dúo maneje sus propias necesidades personales.

Puede que quieras más o menos cosas, pero aquí tienes algunas que debes tener en cuenta.

- Cargadores de teléfono
- Dinero en efectivo
- Entretenimiento
- Extensión eléctrica
- Cambio de ropa
- Cepillo de dientes
- Desodorante
- Pañuelos o toallitas para las manos

No te descuides a ti mismo por completo.

Este proceso va a ser tan estresante como gratificante. De hecho, puede que salgas del otro lado como una persona mejor, porque te ves obligado a desarrollar todos los tipos de herramientas empáticas. Sin duda, serás más capaz como pareja porque tienes que responder a las necesidades de tu pareja y puede que hayas adquirido nuevas habilidades. Estarás mejor preparado para ser padre porque has ido desarrollando habilidades con tan solo pensar en tu familia y en el futuro.

Aunque tengas estas mejoras en ti mismo como resultado, seguirás necesitando tomarte un tiempo libre de la presión de las responsabilidades. Sé amable al abordarlo y ten en cuenta también que tú puedes tomarte un descanso, pero tu pareja nunca se lo toma. Tómate un tiempo para quedar con tus amigos para ir a jugar a los bolos o salir a correr. Tal vez puedas escaparte para asistir a un evento deportivo. Sean cuales sean tus intereses y preferencias para tomarte un descanso, considéralos bien, mantenlos con responsabilidad y que sean breves. Si es posible, tómate estos descansos con algunos miembros del grupo de papás para que puedan hacer varias tareas a la vez. Compartir tu experiencia con quienes se encuentran en circunstancias similares puede proporcionarte comprensión y consuelo. No vuelvas a casa oliendo a nada. Muchas embarazadas se vuelven muy sensibles a los olores. La cerveza en el aliento, las briznas del aroma de un cigarrillo compartido y el olor rancio de un bar no serán la mejor forma de llegar a casa. No hace falta que diga que es un mal momento para visitar una perfumería, aunque el regalo sea para ella.

Asegúrate de que el tiempo que vas a pasar fuera lo cubre la familia o los amigos que visitan a tu pareja. No la dejes sola, sobre todo al final del embarazo. Deja que tu tiempo de descanso sea también el suyo. Un poco de tiempo lejos el uno del otro ayudará a hacer reparaciones invisibles aunque las cosas vayan bien.

El poder de los padres y de la pareja

Este capítulo presenta muchas cosas en las que pensar en los próximos meses, pero la empatía, la comunicación y la elaboración de presupuestos deben ser las cosas en las que te comprometas primero. Estos comienzos críticos marcan la pauta para mucho tiempo por venir.

Cómprate un cuaderno para papá. En él, deja una página o dos al principio para aportar ideas sobre lo que necesitas incluir en tu presupuesto o simplemente para garabatear. No pienses en ello como una tarea, y hazlo a tu manera. Cuanto más te diviertas con él, más lo utilizarás.

No se puede subestimar la importancia de elaborar un presupuesto y ver cómo cumplirlo de forma realista. Lo creas o no, la gente empieza a ahorrar para la paternidad incluso antes de saber que está embarazada. Cuando creas que ha llegado el momento de empezar a redactar las consideraciones presupuestarias, dedícate unas diez páginas para poder ampliarlas, cambiar de opinión y revisarlas. Debes dejar espacio para revisar cada sección. No estás tallando piedra, así que deja los cinceles a un lado. Si escribes con lápiz y no con bolígrafo, tu cuaderno de papá se convierte en una especie de pizarra. En cada sección que vayas creando, considera la posibilidad de hacer pestañas con notitas adhesivas (*Post-its*), para que sean fáciles de encontrar.

Haz un apartado para recoger las cosas que necesitas discutir con tu pareja y utiliza las páginas para pensar en la mejor manera de abordar temas que puedan ser delicados. Permítete explorar tus ideas y sentimientos y esfuérzate por encontrar formas de ser comunicativo. Si te sientes cómodo compartiendo el libro, estupendo, pero también puedes guardarlo como un diario, bajo llave.

Practica la empatía y la humildad siempre que tengas la oportunidad, y califícate a ti mismo por tu forma de actuar. Si reaccionaste mal ante algo, escríbelo y piensa en cómo podrías haberlo hecho mejor. En el béisbol, los bateadores tienen buenos y malos turnos. Los mejores jugadores aprenden de ambos. Si te esfuerzas en ser sensible a lo que siente tu pareja, mejorarás en ello, y tus exploraciones personales se convertirán en una herramienta de productividad para su relación.

Capítulo Dos:

El 1er Trimestre - Meses 1 al 3+ (Semanas 0 a 14) de Embarazo

La mayoría de la gente piensa que el embarazo dura nueve meses. El periodo de gestación de un bebé es de 40 semanas por término medio o unos 280 días. Esto se divide en trimestres de 14, 13 y 13 semanas cada uno. La semana impar tiene que caer en algún sitio. Una buena razón para pensar en el primer trimestre como el trimestre con la semana flexible es que el conteo de la fecha de inicio del embarazo no siempre es muy preciso. Los médicos suelen marcar el inicio del embarazo a partir de la última fecha de menstruación. Eso no es muy exacto en muchos sentidos, y el menor de ellos es que la concepción se producirá generalmente dos semanas más tarde.

Cuando la página pasa de "Estamos intentando" a "Estamos esperando", parece que eso debería venir acompañado de una nueva actitud. Desde el principio, esa actitud puede ser de sorpresa y expectación. Puede haber un lugar en la lista para cualquier sentimiento de toda la gama de emociones humanas, miedo, pánico, vértigo, confusión, euforia, alegría y el síndrome aparentemente irracional llamado "couvade" (ver el recuadro "¿Qué es el couvade?"). En cualquier caso, no hay una receta para tus sentimientos, y no hay una receta real para el estado físico de ella.

Ambos experimentarán un cambio de una forma u otra, y trabajar juntos para dominar la carrera de obstáculos es siempre una opción mejor que sentir que tu pareja debería simplemente aguantarse y lidiar con ello. La vida se complicó con tu participación dispuesta, y es el momento de dar un paso adelante en lugar de tambalearse. De hecho, es muy probable que los retos te hagan estar a la altura de las circunstancias y mejorar como marido y padre.

¿Qué es la "Couvade"?

La *couvade* es una especie de estado de simpatía en el que los hombres desarrollan síntomas que son normales que experimente una mujer embarazada como reacción al embarazo de su pareja. Esto puede incluir cosas como dolores de espalda, calambres, afecciones dentales, náuseas y aumento de peso. Todos ellos se añaden a tu montaña rusa emocional personal, al agotamiento y a la consternación.

Algunos argumentan que es puramente psicológico (psicosomático), mientras que otros dicen que se debe a cambios físicos reales que surgen de la empatía extrema y a cambios en el ambiente hormonal de tu entorno (feromonas). En este último caso, las sustancias químicas que abundan en el aire afectan al equilibrio natural de la constitución de un hombre. Eso significa que el síndrome podría ser algo parecido al efecto McClintock, en el que las mujeres en edad fértil sincronizan los ciclos menstruales cuando están muy próximas durante un periodo de tiempo.

Un número suficiente de hombres (alrededor del 30% en promedio) experimenta el síndrome, por lo que es digno de estudio. Aunque nunca he experimentado la *couvade*, no soy de los que descartan la posibilidad solo porque no me haya ocurrido a mí. Podría ser que me faltara estar más en sintonía emocional con mi esposa o que no fuera un buen receptor por las otras causas potenciales. Si fuera un fallo emocional, eso podría ser incluso peor que sufrir la afección. En el momento en que experimentarías la afección es el mismo en que tu cónyuge necesita más tu apoyo emocional y tu empatía. Por eso, haz lo posible por no exagerar tus reacciones.

Para ser un marido, compañero y padre de éxito, necesitas comprender bien los cambios que se producen con tu pareja, el bebé y cómo es mejor que hagas lo que puedas para afrontar los retos que plantea esta asociación y ser un campeón en ellos.

A la altura del reto

La fragilidad de las primeras etapas del embarazo no es algo que deba ignorarse. Es un momento en el que el feto es más vulnerable, se están produciendo desarrollos clave y la interrupción del proceso podría crear complicaciones. Tienes que ser a la vez el hombre de la casa, la pareja comprensiva y el monitor de sala para cumplir tu parte del trato. Aunque ya hagas cosas varoniles que requieran fuerza masculina, es mejor que seas consciente de lo que puedes hacer para mantener a tu pareja descansada y feliz. Desvivirte por tratarla un poco como a la realeza no pasará desapercibido. Prestar especial atención a las pequeñas cosas, como no tener que decirle que saque la basura mientras su sentido del olfato está demasiado agudizado, puede mantener bajos sus niveles de ansiedad y, de hecho, repercutir en el desarrollo del feto. Tomar el timón en tareas en las que no siempre participa o inicia forma parte de asumir su nuevo papel.

Si antes no lo hacías, ahora posees todo tipo de levantamientos, desde bolsas de la compra hasta platos de comida. Si desde los primeros días de noviazgo no has abierto la puerta del coche a tu pareja, vuelve a convertirlo en una práctica. Mantente activo, y puede que evites algunos de los kilos que podrías engordar cuando te conviertas en el compañero de meriendas de tu pareja. Recibes un doble golpe al aumentar los niveles de estrés, lo que dispara tus niveles de cortisol, que afecta al metabolismo de las grasas y los carbohidratos. No lo hagas tanto como para levantarte de un salto cada vez que ella empiece a hablar, pero sé consciente de esos momentos en los que puedes liberarla de cargas. Ya tendrá bastante con los cambios hormonales y otros cambios corporales, que solo se acumulan sobre sus propias preocupaciones.

Sé comprensivo con tu pareja apoyándola emocionalmente. Si alguno de los dos fumaba, es un buen momento para dejarlo. Si les gusta compartir una botella de vino con la cena, es un buen momento para que renuncies a ello cuando ella lo haga. También es el momento de empezar a apoyar los hábitos saludables de la otra persona. Salir juntos a dar un paseo en vez de pasar una hora más en el sofá viendo Netflix puede ayudar a sentar un precedente y a fomentar algo de lo que tanto tú como el niño se beneficiarán.

El apoyo que le muestras va mucho más allá de dejar de tomar un vaso de vino. Se sabe que determinados alimentos tienen un factor de riesgo potencialmente más elevado de causar complicaciones durante el embarazo. Algunos de estos alimentos son en realidad cosas que normalmente se consideran sanas cuando se consumen fuera de ese intervalo de 40 semanas. Si tenías una noche de sushi todas las semanas antes del embarazo, es hora de suprimirlo o de ser muy selectivo a la hora de seleccionar solo los manjares que estén totalmente cocinados. No se permite que la futura madre coma nada que se asemeje a un huevo crudo, carne poco cocinada, embutidos o verduras crudas de riesgo (por ejemplo, brotes de soja). Los trozos de pescado grande en cualquier cantidad (p. ej., atún y pez espada) no son buenas opciones por su posible contenido en mercurio. La cafeína con moderación es aceptable, pero no recomendable. Los suplementos de cualquier tipo deben consultarse con el médico. Incluso las vitaminas pueden contener dosis elevadas de determinados componentes, que se sabe que aumentan el riesgo de defectos congénitos (por ejemplo, la vitamina A).

Los peligros potenciales no solo residen en la dieta de la madre. Aunque el bebé puede ser bastante resistente en la cavidad protectora donde está encerrado, otros factores ambientales pueden jugar a favor de las amenazas en un mundo en el que aún no ha entrado. Todo lo que entra en contacto con la madre necesita ser examinado, porque incluso situaciones aparentemente inofensivas pueden traer complicaciones. Si algunas de las aficiones de la madre incluyen proyectos de carpintería, pintura y repintado, los vapores de los productos que utiliza pueden ser peligrosos para el feto, incluso en zonas ventiladas. A veces, los bálsamos tienen aditivos que pueden absorberse a través de la piel. Los tés de hierbas favoritos pueden incluir ingredientes no recomendables durante el embarazo por diversas razones. Los baños calientes calmantes o las saunas pueden elevar la temperatura corporal a niveles inseguros para el feto. Todo lo que pueda causar sacudidas que desgarren la placenta, como accidentes de coche, caídas o paseos en parques de atracciones, son cosas que deben evitarse. Por el amor de Dios, mantén sus manos alejadas de la arena para gatos y lávate las tuyas si entras en contacto con ella. Teñirse el pelo y hacerse las uñas nunca es tan importante como la salud del feto. Si tiene reacciones alérgicas que solo pueden atribuirse al cuarto de baño, haz que un experto revise si hay moho y se ocupe de esas infestaciones. La clave es ser precavidos, sensatos y conscientes, no temerosos.

En definitiva, el cuerpo de la madre necesita un mayor nivel de nutrición durante el embarazo, y la mejor forma de conseguirlo es con alimentos integrales sanos y ricos en nutrientes. Eso significa que no será realmente un festival de pizza y Cheetos. Los antojos existen, y es probable que haya combinaciones extrañas de alimentos, y que la despensa se sobre abastezca de todo tipo de tentempiés cuando mamá tenga un antojo impulsado por el hambre. Puede ser poco probable y posiblemente incluso cruel mantener a una mujer embarazada con una dieta excesivamente estricta (aunque a veces sea necesario para determinadas condiciones), pero un gramo de fuerza de voluntad puede significar toda una vida de diferencia para un niño. Para obtener los mejores resultados, toma la cocina en tus manos, elabora menús que reflejen sus preferencias alimentarias a medida que cambien, y peca de precavido. Estás siendo consciente de ti y de tu pareja, pero estás alimentando el motor en marcha del pequeño cacahuete que brota en su interior.

Si adoptas un plan para afrontar el reto, puede ser una oportunidad no solo para fortalecer tu relación de pareja, sino para construir un estilo de vida mejor y más sano, asumir responsabilidades y trabajar en lo esencial para mejorar las perspectivas de tu familia antes incluso de que se manifieste técnicamente en los gritos de la sala de partos.

El estrés y el padre embarazado

Este subtítulo no es del todo exacto, ya que no llevas físicamente al bebé, pero sí una parte importante de la carga. A menos que ya seas un maestro zen, hay momentos en los que el estrés te desquiciará. Si te sientes empático, presentas síntomas de couvade y te sorprendes a ti mismo con ataques de ira o mal humor, es probable que hayas llegado a un punto en el que debas practicar modificaciones de conducta que te ayuden a controlar tu estado de ánimo. Si no haces algo pronto, los efectos podrían repercutir en tu rendimiento en el trabajo, afectar a tus patrones de sueño y lanzarte a una caída en espiral que podrías evitar en casa.

No lo entiendas mal. Como se indica en el capítulo inicial, el estrés es un potenciador del rendimiento. Proporciona motivación para animarte a pasar a la acción. Si lo haces correctamente, aprenderás habilidades que te ayudarán a afrontar todo tipo de situaciones estresantes a largo plazo. Cosas como mantener la calma durante las rabietas de tu pequeño mientras vas de compras serán más fáciles de manejar, responderás con más mesura y, en definitiva, serás mejor padre en general.

Hay muchas formas de practicar el arte de la compostura tomando medidas sencillas. Decir "necesito una copa" no es una de ellas. El objetivo es ser consciente de tus niveles de estrés e incorporar a tu vida cotidiana prácticas que hagan que mantener la calma sea algo natural. Cuando practiques y domines las técnicas para mantener la calma, podrás liberarte de los medicamentos, ser más consciente y eficiente, y simplemente apartar a los demonios antes de que puedan poseerte. Si desarrollas varias herramientas, podrás practicarlas en cualquier lugar para sofocar cualquier cosa, desde la ira al volante hasta los ataques de pánico. Algunas herramientas con las que podrías empezar a practicar son:

- Respiración
- Meditación
- Autohipnosis

Respiración. Con mucho, la forma más práctica y fácil de controlar los niveles elevados de estrés es la respiración. Lo mejor de esto es que los pulmones son algo que siempre llevas contigo y el proceso de inhalar y exhalar es algo que tienes que hacer de todos modos. Ni siquiera tienes que dedicarle tiempo extra.

Como lo haces desde el momento en que naces, se podría pensar que todo el mundo en la Tierra es más o menos un experto en respirar. Pero no es así en absoluto. Hay formas mejores y peores de respirar. De hecho, si lo haces mal, aumentas tu propensión a la ansiedad. La respiración corta y superficial se asemeja a la hiperventilación, aunque no son lo mismo en absoluto. La diferencia es que la hiperventilación es una respiración rápida y profunda. La respiración superficial priva de oxígeno al sistema respiratorio. Ambas son respiraciones mal reguladas y provocan un desequilibrio estresante en el nivel de oxígeno en sangre al que el organismo reaccionará con el tiempo.

En su forma más simple, los métodos de respiración van desde centrarte conscientemente en el ritmo de tu respiración hasta técnicas avanzadas como los métodos de respiración de Wim Hof o diversos ejercicios de respiración (por ejemplo, busca las técnicas de respiración 4-7-8, 7/11 y 4-4-4). Los métodos cronometrados solo sugieren la duración de la inhalación, la contención de la respiración y la exhalación. Independientemente de los planes que elijas para practicar, la práctica es la clave para hacerlo bien y tener el método como compañero. Elijas lo que elijas, no te presiones con él hasta el punto de sentirte incómodo. Es un ejercicio y no un régimen de levantamiento de pesas.

Las características comunes de cualquier ejercicio respiratorio son practicar la respiración por la nariz, respirar con el diafragma en lugar de con la caja torácica y controlar el ritmo de la respiración. Respirar con la boca abierta evita una parte integral de tu aparato respiratorio que ayuda a filtrar los alérgenos, el polvo y los gérmenes. Ayuda a humedecer el aire cuando pasa por las fosas nasales y a evitar tener la boca o la garganta secas, lo que puede aumentar el riesgo de infecciones.

Respirar con el diafragma te ayuda a llevar el oxígeno a las profundidades de los pulmones. Ayuda a exhalar mayores porcentajes de dióxido de carbono, al tiempo que mejora la captación eficaz de oxígeno. Las personas que respiran superficialmente no aprovechan al máximo la respiración, lo que puede aumentar la fatiga y otros problemas metabólicos.

Acostúmbrate a respirar correctamente y a estar atento en los momentos en que no puedas hacer otra cosa. Cuando estés en medio del tráfico, en un ascensor, en la fila de una caja en una tienda, y en cualquier momento en que te encuentres esperando, respira hondo una o varias veces. Nadie te mirará raro por respirar. Con el tiempo, lo harás automáticamente y desarrollarás de forma natural una mayor sensación de calma.

Meditación. ¿Nunca pensaste que meditarías? Es el momento de rendirse y no decir nunca jamás. La meditación es probablemente una de las formas más conocidas de alcanzar una sensación de calma. Contrariamente a la opinión popular, no es necesariamente espiritual, extraña o exótica. No requiere herramientas ni posturas especiales. En el mejor de los casos, es absolutamente lo más fácil que puedes hacer por tu bienestar. Olvídate del incienso y de la postura del loto, a menos que te gusten. La meditación se parece mucho a una versión ligeramente más formal de concentrarse en la respiración. La diferencia más significativa entre la meditación y la respiración es que, por lo general, intentarás reservar un poco de tiempo al día específicamente para practicar la meditación. Tanto si eliges poner en práctica un mantra como si simplemente respiras y dejas que tus músculos se relajen, la práctica diaria del ritual puede producir beneficios que duren todo el día.

Se suele decir que lo que haces durante la meditación es despejar tu mente de pensamientos. Aunque puede ser un objetivo para algunos, no debería ser el único objetivo—si es que es un objetivo. Los pensamientos surgirán durante la meditación, igual que los sueños surgen durante el sueño. Mientras meditas, intentarás dejar que los pensamientos se vayan tan rápido como han surgido, sin darles rienda suelta—sobre todo si son perturbadores. Si aprendes a dejar pasar los pensamientos, podrás aprender a dejar pasar las molestias con la misma facilidad y mantenerte más tranquilo.

La meditación, a diferencia de la respiración, no es automática. Es algo que se practica y se aprende, y mejorarás en ello cuanto más tiempo trabajes en ello. La totalidad del tema da para otro libro, pero existen muchos métodos. La relajación progresiva (es decir, concentrarse en grupos musculares concretos para liberar tensiones), la meditación guiada (es decir, seguir las sugerencias de un guía, como en un vídeo de YouTube), la meditación activa (es decir, moverse en formas como el Yoga, el Qigong o incluso caminar) o la visualización (es decir, imaginar paisajes tranquilos o evocar emociones calmantes) son prácticas variadas con las que puedes identificarte. Pruébalas todas, elige la que más te convenga y hazte un favor a ti mismo y practícala todos los días. Aunque solo dediques unos minutos, aprender a controlar los estallidos emocionales te ayudará a estabilizar tu respuesta a los factores que te provocan y a frenar la inmediatez de tus reacciones.

Autohipnosis. Se puede argumentar que en realidad hay muy poca diferencia entre la meditación y la autohipnosis, salvo que los factores de renuencia difieren. A algunas personas no les gusta la idea de la meditación porque les parece demasiado espiritual. La autohipnosis es tachada por el malentendido de que entrar en un estado de trance permite que otras personas controlen tus pensamientos. En ambos casos, las ideas preconcebidas son falsas. Aunque el consenso parece ser que la autohipnosis es diferente porque entras en un estado mental que te deja abierto a las sugestiones subliminales, esas sugestiones son meditaciones tuyas. La autohipnosis busca un punto final y un objetivo específico (por ejemplo, reducir o eliminar los malos hábitos), mientras que la meditación está orientada a experimentar el momento de forma ausente.

Hay mucho en común entre ambas prácticas, y algunas personas pueden preferir una a la otra simplemente por el nombre. Al final, el objetivo es alcanzar una versión mejorada de ti mismo para que seas mejor tú, mejor pareja y un guía más eficaz a la hora de ayudar a criar y educar a tus hijos. Busca en YouTube sesiones guiadas de autohipnosis y prueba la gran variedad de estilos diferentes que se asemejan a los métodos de meditación.

¿Por dónde se fueron mis amigos?

No hay nada peor que un padre unidimensional. Imagina crecer a la sombra de un recortable de cartón que en realidad no tiene personalidad, intereses ni pasiones. Solo tendrías que pulsar un botón para que el dinero cayera de sus bolsillos. La sonrisa sería permanente e inquebrantable. Es una idea práctica si quieres que tu familia perfecta sea un adorno de pared retocado con Photoshop.

Lo que no funciona con un padre de cartón es el desarrollo emocional. En un estudio que sería imposible reproducir con humanos, el psicólogo Harry Harlow creó una situación en la que se separaba a los monos Rhesus de sus madres a las pocas horas de nacer. Se sustituyó a la madre por dos sustitutos, uno que era un armazón de alambre cubierto de tela que no suministraba nada más y otro que estaba equipado para alimentar con biberón. El estudio demostró que los monos preferían la versión suave y reconfortante de su madre a la que simplemente les proporcionaba comida. Otros estudios en este campo condujeron a cambios en la forma de tratar a los niños en los orfanatos, los servicios sociales y las guarderías.

La conclusión es que si eres un recortable de cartón, tu hijo se dará cuenta algún día de que hay poco más allá de la imagen. En lugar de esforzarte por ser ese perfecto recortable de cartón, serás más útil y eficaz en la crianza de tus hijos si realmente tienes dimensión en forma de intereses, personalidad y empuje. Aquí es donde los amigos, las aficiones y la aventura se convierten en inseparables de tu valor como padre. Tu auténtica pasión por una afición, tu capacidad para relacionarte con tus amigos de forma sana y tu trabajo en el desarrollo de tus intereses ayudan a nutrirte. Esto, a su vez, te permite nutrir a tu hijo. También les da a ti y a tu pareja un descanso mutuo que probablemente conduzca a una valoración más sana de su relación.

No puedes poner en pausa todos los aspectos de tu vida a causa del embarazo y esperar aprender y crecer como persona. De hecho, es imperativo estar muy implicado e informado sobre la aventura en la que se ha embarcado tu familia. Aun así, es claustrofóbico y mortificante hacer de eso la única fuente de estímulos de tu vida. No se te dará bien apagar todas tus amistades e intereses solo para intentar volver a encenderlos cuando el momento te parezca más conveniente. Puede que tengas menos tiempo que dedicar, pero no dejes que tus amigos, aficiones e intereses desaparezcan del mapa mientras te conviertes en un papá de cartón.

Cuanto más completas sean tus experiencias vitales, más podrás compartir el crecimiento de tus hijos y su exploración a medida que avanzan por la vida.

Sumergiéndote en la comprensión del trimestre #1

Saber lo que te depara el primer tercio del embarazo a ti, a la madre y al feto, hará que toda la experiencia de los acontecimientos sea más fácil. Estoy absolutamente seguro de que mi participación la primera vez fue deficiente porque esperaba que lo que necesitaba saber llegaría a mí. En lugar de eso, probablemente fue más un caso de: *"Pfff. No importa. Me lleva más tiempo explicarlo"*. Si realmente quieres ser un activo en tu asociación—y deberías quererlo—infórmate sobre:

- ¿Qué está pasando con el bebé?
- ¿Qué está pasando con tu pareja?
- ¿Cuál es la mejor forma que tienes de ayudar?

¿Qué está pasando con el bebé? En las primeras semanas de embarazo, el bebé apenas está empezando a formarse, y al final del primer mes todavía tiene el tamaño de un grano de arroz. Aunque empiezan a aparecer más rasgos en las semanas siguientes, apenas son reconocibles. Incluso al final del segundo mes, si vieras el feto, se parecería más a una especie de animal prehistórico (o extraterrestre) que a algo humano. Cuatro semanas más tarde de haber comenzado el milagro de la maduración, el feto solo mide unos dos centímetros. Ha conseguido producir más cambios en la fisiología de tu pareja que en la suya propia.

Casi como la magia de un trozo de barro que se convierte en una bella creación en manos de un artesano, el feto parece mucho más humano al final del trimestre. El bebé sigue siendo diminuto y bastante frágil. Incluso con ese pequeño tamaño, el bebé está esencialmente completamente formado, aunque en miniatura. Empiezan a crecerle uñas en los deditos de las manos y los pies, y comienzan pequeños movimientos en las extremidades y la mandíbula. Aunque todavía no tiene mucho tamaño ni masa, mide unas tres pulgadas y pesa alrededor de una onza. Para los papás, digamos que del tamaño de una pelota de béisbol de forma extraña—el riesgo de cualquier complicación que aún no se haya identificado disminuye significativamente. Dado que en la semana 14 se reconoce la disminución del riesgo, suele ser el momento crucial en el que las parejas deciden revelar el pequeño milagro.

Sin embargo, no ignores que aún pueden surgir complicaciones si bajas la guardia. Sigue sin haber lugar para trabajar con sustancias químicas y productos de limpieza peligrosos. Comer con seguridad y prestar atención a todo lo que la madre encuentra es fundamental para el desarrollo posterior del feto.

¿Qué está pasando con tu pareja? La repentina y grotesca aparición de hormonas en la madre embarazada es poco menos que volcánica y caótica. Incluso las mujeres que han demostrado a lo largo de una relación ser soldados relativamente estables durante las pruebas y tribulaciones de los ciclos menstruales, pueden encontrar de repente su perdición en la oleada de la maternidad floreciente. Recoger una flor puede provocar un llanto incontrolable. Desmayarse por las náuseas puede llevar a la incapacidad de levantarse de la cama con el solo consuelo de un tazón de vómito y galletas saladas al alcance de la mano. Los olores de la colonia que te compró por Navidad pueden llevar a recordatorios en forma de silbidos para que te des un baño. Eso sí, ella eligió el perfume, y ahora se enfurece con él.

No habrá tregua a la reacción primordial, y ella no puede tomarse una pastilla para arreglarlo sin poner en peligro toda la razón de la presencia de la embestida. El padre podría tener la tentación de plantearse unas vacaciones en el extranjero solo durante unas 14 semanas, pero lo cierto es que ahora es cuando más se te puede necesitar. Que te griten en la sala de partos no es nada comparado con la posible tempestad que amenaza con partir océanos en dos y esparcir los cascos rotos de los barcos por las rocas. Pero las olas de agitación pueden amainar con la misma rapidez en momentos de tristeza y calma. Los cambios en el flujo sanguíneo provocan molestias en forma de estreñimiento e hinchazón de los senos. Si tienes el lujo de disponer de más de uno, puede que sea mejor designar un cuarto de baño particular vedado a todo el mundo excepto a la madre. La frecuencia creciente de las ganas de orinar aumenta al mismo tiempo que las náuseas, y todo ello hace que tener que ir al baño sea casi imprescindible.

Lo que he descrito aquí es el peor de los casos. Algunas mujeres pasan las primeras 14 semanas sin presentar apenas síntomas. Tu cónyuge está experimentando un cóctel químico como nunca antes había tenido. Al igual que los pacientes responden de forma diferente a los distintos medicamentos, el resultado se reduce a la experiencia individual con su cambio. Puedes experimentar todos los horrores, o prácticamente ninguno.

La pregunta que queda por hacer es: ¿qué debe hacer un padre?

¿Cuál es la mejor forma que tienes de ayudar? Probablemente haya pocas cosas más estresantes que estar indefenso. En diversos estudios con animales en entornos de laboratorio, se pone a los animales en situaciones que aparentemente no pueden resolverse. En estas situaciones, los animales invariablemente se rinden y aceptan su destino. Pero ésta no debería ser la forma de actuar del hombre moderno, educado y capacitado. El conocimiento es tu ventaja, y la acción comprensiva es tu clave del éxito. No puedes quitarle sus dificultades, pero puedes ser inteligente en los pasos que das para aliviar sus molestias.

Lo primero que debes hacer es ocuparte de tus propios problemas. Serás mejor pareja de inmediato si no le estás llevando los problemas a ella cuando está siendo asediada por su propio cuerpo. Aunque quieras compadecerte de tu pareja en los momentos en que parece estar de humor, haz lo que necesites para cuidar tu actitud mental. No le expreses tu sufrimiento, ni te quejes de cómo ella no sabe manejar sus tormentos. Vuelve a consultar la sección "El estrés y el padre embarazado" y empieza a permitirte explorar la posibilidad de alcanzar la tranquilidad.

Observa sus tendencias por ella. Puede que no vea que la taza de café que se permite por la mañana anima el ascenso del magma en su núcleo. Del mismo modo, algunas actividades, comidas o bebidas pueden proporcionarle un paraguas de calma. Si has seguido el consejo desde el principio, toma notas para hacer un seguimiento de sus éxitos y arrebatos y de lo que parece ser un factor desencadenante. La resolución puede reducirse a algo sencillo y fácil de controlar.

Considérate oficialmente responsable de todo. Cuando se sienta con fuerzas, posiblemente te apartará del camino y se hará cargo de ciertas cosas, sobre todo cerca del final del primer trimestre. Pero no cuentes con ello. De todas maneras, nunca debes permitir que se esfuerce demasiado, y todo lo que implique algo más que jabón de manos probablemente no sea algo en lo que quieras que participe limpiando. No la hagas sentirse como una parásita y una perezosa. Tranquilízala diciéndole que haces lo que puedes, y que es lo menos que puede hacer para participar en su empresa conjunta.

El romance, como la comida, puede tomar nuevos rumbos. Los antojos pueden surgir y desaparecer. Haz todo lo posible por ser comprensivo y flexible a la hora de saciar el apetito o resistirte a hacer insinuaciones inoportunas. Mantente alerta como si fueras el conserje y haz que tu misión sea servir. Tanto la alimentación como los cambios debidos al embarazo tendrán efectos en su físico. Puede que no se sienta atractiva. Asegúrale que tu atracción por ella no está cambiando y, tal vez, hazle saber que te parece guapa.

Muestra un cierto interés por la progresión del proceso. Puede que quieras tener una cámara preparada (o al menos tu teléfono) para capturar y compartir los recuerdos que ocurran durante el embarazo. Considera la posibilidad de presentar un proyecto conjunto, como un álbum del bebé o tal vez una modesta página web para mantener informados a familiares y amigos de los progresos. Demostrarle que te importa que esto sea algo en lo que juntos se hayan comprometido puede ayudar a calmar sus ansiedades, dudas y acortar la oscilación en el péndulo de sus estados de ánimo.

Cuando todo lo demás falla, es hora de escuchar y escuchar bien. Ella no siempre te dirá exactamente lo que piensa, y puede que no sea capaz de hacerlo. Por fin tienes que ser el lector de mentes en el que ella siempre ha imaginado que se convertiría su príncipe azul, y por ahora no tienes otro papel en la película. Ella lleva la carga física. Ella recibirá la atención. Tú serás algo más que una mula de carga, aunque a menudo te sientas como tal. Más allá de ese exterior torturado, sigue siendo tu compañera. Puede que no sea lo bastante consciente como para tener remordimientos por sus arrebatos y mal humor, y tú no deberías esperar que lo haga. Si lees esto con suficiente atención, ya sabes lo que se avecina. Con la actitud adecuada, puede que incluso lo disfrutes.

Acepta que los cambios hormonales de tu pareja son temporales. Empezará a despojarse de las máscaras de todas sus nuevas personalidades cuando la marea de hormonas retroceda. Asegúrale que eres consciente de ello, pero hazlo con delicadeza. No estarás en una buena situación si en medio de una discusión le sueltas: "Sé que son las hormonas las que hablan". Al voltearte la cabeza para no ver cómo recibe el comentario, es posible que algo a mano, como una lámpara, se dirija hacia tu cráneo. Probablemente puedes confiar en que el cordón sea lo bastante corto como para evitarte daños, pero nunca subestimes la recién adquirida destreza atlética de una mujer en pleno cambio químico.

Puede que esté aterrorizada por todo el proceso y por lo que ve como una montaña insuperable de intentar empujar una bola de boliche por el ojo de una aguja. Si puedes superar las primeras 14 semanas sin incidentes y lanzarte a la meta, debes saber que solo te quedan 26 semanas por delante. Es probable que para entonces ya hayas roto el silencio con tus amigos, y puede empezar el marcador del segundo trimestre. Puede que las cosas se pongan un poco más fáciles de aquí en adelante.

El poder de los padres y de la pareja

Ahora es el momento de empezar a crear rituales. Puede que algunos de ellos solo duren durante el embarazo, pero todos pueden ser útiles, y algunos pueden mejorar la calidad de vida de toda tu familia a largo plazo. Debes centrarte en ser el guardián de cualquier cosa que haga tu pareja y que ella olvide que puede poner en peligro al bebé. Necesitas ser amable y empático en tu enfoque. Eso no significa instalar cámaras espía o hacer volar drones para seguir cada paso que dé—a menos que sea una broma y sepas que no la vas a matar de un susto. Nunca regañes a tu compañera. Es una compañera con la que estás hablando, y necesitas tratarla como tal.

Estar alerta y atento va de la mano con la atención a tus propias necesidades y el desarrollo de habilidades para controlar tus emociones. Elige un método para afrontar el estrés y empieza a trabajar con él inmediatamente. Puede ser útil abrir una sección en tu cuaderno para llevar la cuenta de tu ejercicio y tomar notas para ti mismo sobre lo que estás haciendo bien. Aprende de los errores, pero no te avergüences de notar que mejoras.

Capítulo Tres:

El 2º Trimestre - Meses 3 a 6 (Semanas 15 a 27) del Embarazo

Si el primer trimestre te pareció poco menos que correr una maratón, considérate afortunado. Por muy bien preparado que creyeras estar (incluso si leíste este libro antes de que ocurriera), probablemente, al menos en una ocasión, te encontraste experimentando una sensación parecida a la de estar con los ojos vendados en un trampolín desde la borda de un barco pirata. Si lograste llegar al otro lado sin que nadie tuviera que gritarte "¡Hombre al agua!", eres un campeón. Hay esperanza en el horizonte. Puede que haya llegado el momento de quitarte la venda de los ojos, desafiar a los tiburones que nadan en las aguas debajo de ti y volver a subir al barco. No prometo nada, porque puede ocurrir lo inesperado, y los efectos del primer trimestre pueden ir a más. Aun así, algo debería estar surgiendo; ambos deberían estar aceptando la "rutina" de ser una pareja que espera un bebé. Eso por sí solo ya es un triunfo.

Probablemente hayas desarrollado algunos hábitos sobre cómo manejar tus nuevas responsabilidades en la práctica, que es la verdadera razón por la que la lectura por sí sola no te hace estar preparado. Si alguna vez se te hubiera ocurrido hacer paracaidismo, has leído sobre ello para prepararte, has asistido a una clase y has leído un libro, y lo sabías todo sobre el tema, no tendrías que saltar del avión. Probablemente es lo único que tienen en común la endodoncia y tener relaciones sexuales: si nunca lo has hecho, todos los preparativos solo te dan una idea de lo que te espera. Cuando el Dr. *Sonrisas* diga: "vas a sentir un pequeño pinchazo", y la aguja que se desliza por tu encía parezca tener la longitud de una espada samurai, habrás llegado.

La familiaridad significa que tanto tú como tu pareja empezarán a experimentar menos estrés, independientemente de que la situación real haya mejorado o no. Ha llegado el periodo en el que ambos pueden empezar a disfrutar del periodo de luna de miel. Si te abriste y anunciaste el embarazo en esta etapa, podrás hablar con la gente que te rodea y compartir experiencias y emociones que quizá hayas estado ocultando. Te sentirás un poco como si salieras de un capullo y experimentarás la liberación de contarle a alguien un secreto que has estado ocultando, y eso es porque es precisamente lo que estabas haciendo. De ninguna manera es el final. Solo has dado tres vueltas en este maratón, y te quedan seis más. Pero, al igual que un corredor en una carrera, te has acomodado en una posición en el campo. No quieres mirar atrás, pero sí quieres mirar hacia delante para ver dónde acabarás en esta carrera y elaborar una estrategia sobre cómo esforzarte al máximo para llegar a la meta.

Pero, primero lo primero. Echa la vista atrás a las cosas que no conseguiste realizar en el primer trimestre e incorpóralas a tu lista de cosas por hacer para el segundo. Te ayudaría no haberlo dejado para más tarde, pero aún tienes tiempo de compensarlo. Anota todas las cosas positivas que creas que hiciste y prepárate para seguir replicando esas acciones; enfócate en seguir desarrollando las habilidades que veas que benefician a tu relación y al futuro de tu familia. Tienes las cicatrices de la batalla, y si tienes la suerte de volver a pasar por esa experiencia, te resultará familiar, más fácil y bienvenida.

¡Tenemos un anuncio que hacerles!

Antes de salir corriendo al tráfico en tu caballo galopando por las calles gritando la noticia del embarazo confirmado a quien quiera escucharte, tómate un momento para planificarlo. Pasar por el mostrador de recepción del trabajo y encender el interfono para anunciar la nueva llegada no es probablemente la mejor forma de ir a trabajar. El anuncio de que tu pareja y tú están esperando un hijo debe hacerse a través de los canales apropiados, no sea que vaya contracorriente y no resulte natural.

Adopta todas las medidas necesarias para asegurarte de que los que más se verán afectados por una noticia de segunda mano la oigan primero de ti. Tu jefe va antes que cualquiera de tus compañeros de trabajo. Tus padres van antes que un post de Facebook. Tener la sensatez de tratar a tus aliados con el respeto que se merecen solo te ayudará a reforzar esos lazos que podrías necesitar a medida que tu experiencia continúe y se amplíe tu necesidad de contar con apoyo.

El gesto de dar prioridad al jefe da a entender que respetas que se vea afectado por los posibles cambios en tu carga de trabajo y los días que necesita cubrir. También transmite la idea de que te tomas tu trabajo muy en serio. Pedirle consejo sobre cómo prefiere que se hagan las cosas también juega un papel político. Cada vez que pides consejo a alguien, se crea una alianza.

Es probable que los amigos y familiares que ya saben cuándo se lancen a las redes sociales expresen su apoyo y ayuden a que la noticia llegue a todos los rincones de su huella social. Esto les liberará de parte de la carga que supone alertar a todos sus conocidos, y no se presentarán unos meses después a una fiesta con un bulto de bebé cuyo origen resulta sospechoso para el anfitrión.

El anuncio es otro paso emocionante, pero el sentido común lo utiliza a su favor. Tu hijo ya está pagando dividendos.

Finanzas: Explorando tus recursos

Si aún no has tomado la iniciativa de explorar las posibles prestaciones de las que puedes beneficiarte, ahora es el momento de profundizar y buscar información. Dependiendo de dónde vivas y de las políticas de tu empresa, puedes tener un amplio abanico de opciones de permiso laboral (remunerado o no), cobertura de gastos médicos y opciones de recursos para establecer contactos. Esto es solo la punta del iceberg.

Querrás visitar el departamento de Recursos Humanos de tu lugar de trabajo para que te digan exactamente a qué tienes derecho y cuándo. Tratarás todo como si fuera previsible, aunque no lo sea. Aun así, pueden producirse situaciones inesperadas, y tener conocimiento de tus opciones puede darte las herramientas que necesitas para tomar decisiones rápidas sobre qué hacer en caso de que surja algo. Si lo investigas más tarde, puede haber otras consecuencias, y para algunos beneficios, puede que sea demasiado tarde.

Aunque ya hemos tocado el tema de la planificación financiera, el agitado ambiente del primer trimestre no es el mejor momento para cargarse de esa preocupante montaña más allá de darse cuenta de la estructura básica de [Bebé] = [Cuesta Dinero]. Ojalá haya sido suficiente para que empieces a planificar con anticipación, reservando regularmente algo de dinero. Este juego no tiene ninguna carta de "librarse de los gastos del bebé es GRATIS". A menos que procedas de circunstancias muy privilegiadas, tendrás que cargar con esta responsabilidad. A medida que la inminente realidad de los gastos médicos se acerque y la realidad del "bebé en el horizonte" se haya instalado, podrás ocuparte más racionalmente de crear un plan sólido. Tendrás que hacer una evaluación honesta del dinero del que dispones de forma realista frente a lo que inevitablemente tendrás que gastar.

Entre los recursos a explorar en profundidad se incluyen los siguientes. No seas optimista con ninguna de estas cantidades, pues eso solo tenderá a provocar un déficit.

Tus ahorros actuales. Aquí debes incluir lo que tienes ahorrado actualmente y lo que esperas acumular. Por "esperas" se entiende lo que ya has evaluado como una cantidad que puedes ahorrar cómodamente con cada sueldo.

Prestaciones como empleado. El tiempo libre puede parecer algo bueno, pero hay una gran diferencia si ese tiempo libre es remunerado o no. Es probable que el permiso de paternidad sea distinto del de maternidad, así que asegúrate de leer la sección correcta del Manual del Empleado. Si tienes esa prestación, puede ayudarte a contribuir sustancialmente a la transición entre el embarazo y la experiencia de los primeros momentos del niño en el planeta, y a ayudar a tu pareja a aclimatarse al cuidado del nuevo miembro de la familia. Lee el Manual del Empleado y asegúrate de consultar con Recursos Humanos para confirmar que lo has hecho bien.

Cobertura del seguro médico. Aunque es posible que la empresa para la que trabajas te proporcione cobertura de seguro, querrás tratar por separado lo que ellos realicen. Esto tendrá que ver específicamente con los gastos médicos, que serán la parte más importante de la factura del bebé. Al igual que las prestaciones de los trabajadores, el seguro variará en función de tu plan y de la empresa que lo gestione. Lee tu póliza y asegúrate de llamar al Servicio de Atención al Cliente de la compañía de seguros para cerciorarte de que has llegado a las conclusiones correctas y de que no te falta ninguna prestación o requisitos inadvertidos.

Apoyo social. En esta categoría, estás considerando el potencial de las promesas de amigos y familiares. Asignar una cifra real a este tipo de apoyo será difícil. El amigo que profesa: "No te preocupes, estaré ahí si me necesitas" puede que no tenga intención real de cumplirlo o que no sea capaz de hacerlo cuando llegue el momento. Quizá quieras llevar un registro de ello en una columna "especulativa" de tu evaluación financiera formal. Es más probable que el valor real del apoyo social sean las donaciones. Los cochecitos de bebé, cunas, mesas para cambiar pañales y otros accesorios sin usar pueden ahorrarte mucho dinero. Sobre todo si el dinero va a escasear cuando llegues al final, no es necesario enorgullecerse demasiado de algo que solo se utilizará a corto plazo.

Programas del gobierno. Dependiendo de dónde vivas, de tus ingresos, de tu situación económica y de otros factores, variará tu acceso a los programas públicos del gobierno y a las ayudas sociales. Esta es otra situación en la que la investigación, las redes de contactos y la consulta pueden dar buenos resultados. Te conviene buscar información gubernamental, así como consultar a tu obstetra.

Líneas de crédito. Aunque endeudarte no sea tu primera opción, puede ser una de las pocas si tus recursos actuales no son suficientes. Solicitar un préstamo o pedir una segunda hipoteca son formas de financiar tener un hijo a lo largo del tiempo. Si eres padre primerizo y no has hecho gran cosa para mejorar tu solvencia, tener un hijo y pedir un préstamo podría ayudar a tu viabilidad financiera— siempre que puedas pagarlo. Tendrás que estar al día en los pagos, pero el riesgo fiscal de un padre responsable es algo que las instituciones financieras consideran positivo. Podría ayudarte a posicionarte para invertir en la compra de una vivienda o mejorarla si ya tienes una que pronto resultará demasiado pequeña.

Una opción menos interesante es financiar la llegada del bebé con tarjetas de crédito. Este tipo de deuda de alto interés es algo que quieres mantener al mínimo absoluto (por ejemplo, la compra ocasional de ropa de maternidad) para mantener la deuda acumulada fuera del libro de gastos del bebé. Los tipos de interés de las tarjetas de crédito pueden ser hasta diez veces superiores a los de un préstamo hipotecario o personal. Este tipo de deuda necesita ser un arreglo temporal si quieres mantener la flexibilidad financiera.

Qué aspecto debe tener tu presupuesto. Algunas personas nunca habrán tenido que hacer un presupuesto, y probablemente sea porque en el medidor de la diversión ocupa un lugar parecido al de fregar la entrada de casa con un cepillo de dientes. Incluso pensar en un presupuesto provocaba en mi mujer una serie de reacciones de negación, exclamaciones sobre la imposibilidad de la tarea y todo tipo de conductas evasivas. El objetivo de un presupuesto es más rudimentario que global. Anota lo que sabes, y no los gastos misteriosos. Como ocurre con todas las tareas aparentemente imposibles, divídela en pasos, trabajando primero en las cosas fáciles.

Si tú y tu pareja llevan juntos algún tiempo, tendrán una idea de los gastos que tienen mes a mes o semana a semana en concepto de renta/hipoteca, facturas de alimentos, pagos del coche, pagos del seguro, electricidad/servicios públicos, Internet, teléfono, deudas corrientes de crédito, etcétera. Haz una lista de los gastos conocidos, súmalos y compáralos con tus ingresos. Puede ser doloroso de ver, pero esperar solo agravará ese dolor. El resultado final probablemente afectará a tu toma de decisiones y te obligará a ser responsable. Si hay un déficit aparente, el objetivo tiene que ser cómo hacer que el libro de cuentas cuadre.

Si no puedes sentarte y hacerlo, tal vez te convenga contratar los servicios de un planificador financiero. Lo malo de ello es que te costará dinero. Lo bueno es que un buen planificador financiero se asegurará de que tienes un plan sólido, te ofrecerá un asesoramiento financiero adecuado y no tendrás la oportunidad de culpar a tu pareja de cometer grandes errores en los cálculos.

Planificación del futuro. Junto con el dolor de la realidad financiera vienen otros aspectos prácticos de la vida en familia. Conviene revisar o considerar las pólizas de seguro de vida. Los planes para mejorar la calidad de vida a largo plazo te ayudan a elaborar planes realistas para mudarte a una residencia adecuada, planificar la asistencia de tu hijo a buenas escuelas e incluso ayudarle a lanzarse a su independencia como joven adulto. Crear un fondo para la universidad no está fuera de lugar. Abrir una cuenta de ahorros para que tu hijo deposite los regalos en efectivo puede convertirse con el tiempo en una cuenta que el niño pueda administrar por sí mismo para ayudarle a convertirse en un adulto responsable. Puede ser divertido imaginar lo que el futuro puede deparar a tu hijo, y empezar a hacerlo pronto puede ayudarle a emprender un camino que propicie la libertad y el éxito.

La ecografía de mitad del embarazo

Conocida a veces con el desafortunado nombre de "ecografía de anomalías", la mitad del embarazo es otro momento importante para el que debes prepararte, pero no temer. En esta fase del embarazo, el feto es lo bastante grande como para que el ecografista pueda detectar el progreso fetal, incluido el desarrollo normal y sano del cerebro, los huesos, las extremidades, los rasgos y otros órganos. Las exploraciones también examinan el desarrollo de la placenta y la salud general de la madre, así como las afecciones que puedan afectar al embarazo sin tener nada que ver con el niño. Puede ser motivo de más pruebas, reposo en cama u otras precauciones.

Aunque existe la posibilidad de que recibas noticias que revelen algo, esto solo ocurre el 6% de las veces a nivel mundial. Ese 6% tampoco significa que lo que se haya revelado sea automáticamente motivo de preocupación. El porcentaje variará en función del país en que vivas y posiblemente incluso del lugar que elijas para ir de vacaciones. Para quienes no tienen factores de riesgo conocidos en la genética, el ambiente o los hábitos, el porcentaje se reduce aproximadamente un 50%. Es bueno ir con una actitud positiva, esperando un informe brillante, en lugar de ponerte nervioso. Ponerse ansioso libera hormonas en el sistema y puede desequilibrar el organismo; lo que puede empezar como una inquietud innecesaria podría desencadenar problemas no deseados.

Las ecografías no son perfectas y dependerán en cierta medida de la experiencia y pericia del ecografista. La ecografía tampoco descubrirá todos los posibles defectos o afecciones, algunos de los cuales no serán evidentes hasta después del nacimiento, y otros no hasta años después (por ejemplo, el daltonismo). También conviene recordar que todo lo que se considera un "defecto" no es necesariamente grave, debilitante o motivo de preocupación. Yo nací con una fosa preauricular que suena ominosa. No es más que un pequeño agujero delante de la oreja. Mi primera hija nació con la misma afección y, cuando lo vi, me sentí un poco halagado de que compartiéramos un rasgo común evidente. Pero la clave aquí es que inquietarse no hace nada por cambiar el resultado. La otra cara de la moneda es que la exploración suele confirmar que todo va bien. También es posible descubrir el sexo del bebé. Infórmate de antemano si quieres que eso forme parte del descubrimiento.

El procedimiento en sí no es invasivo y suele durar unos treinta minutos. Puede haber ligeras complicaciones para obtener una buena visión debido a la posición del feto y posiblemente a la propia anatomía de la madre, pero aguanta, sé paciente, apoya a tu pareja y controla la ansiedad. Por si no era obvio: ¡quédate con tu pareja durante la exploración! Es increíble que algunas personas decidan no asistir a este capítulo del milagro del parto y prefieran no estar allí para apoyar a su pareja. La exploración no es obligatoria, no es perjudicial para la madre ni para el niño, y la tranquilidad que puede ofrecer bien vale la pena pasar por ella. Los resultados están disponibles de inmediato, y algunos ecografistas pueden hacerte un resumen según su estilo.

Si se detecta algo durante la exploración, se te informará y se te explicarán las opciones que tengan. Si un segundo técnico asiste a la exploración o hace una segunda revisión, puede que solo sea la política del hospital. El técnico puede tener poca experiencia o puede solicitar una segunda opinión para garantizar que todos los resultados son correctos.

Sumergiéndote en la comprensión del Trimestre #2

Al igual que en el primer trimestre, hay ciertas cosas que puedes esperar que formen parte del desarrollo del bebé, cambios en tu pareja, cómo encajas en tu papel como parte importante del guion y quizá incluso lo que has aprendido sobre ti mismo hasta ahora. Tendremos una visión específica de lo que está pasando, igual que hicimos en el primer trimestre, porque cuando sabes, eres mejor compañero.

- ¿Qué está pasando con el bebé?
- ¿Qué está pasando con tu pareja?
- ¿Cuál es la mejor forma que tienes de ayudar?

¿Qué está pasando con el bebé?

El bebé se ha convertido en un ser humano reconocible en la semana 14 y va a empezar a crecer cada vez más rápidamente. Empezando con unos 10 cm en la semana 15, el feto crecerá a razón de medio centímetro por semana, llegando a unos 25 cm al final del trimestre, con una aceleración del crecimiento de la longitud corporal.

Durante el primer mes del trimestre, el feto empieza a madurar sexualmente: los varones forman una próstata y las hembras desarrollan ovarios y lo que será su reserva de óvulos propios para toda la vida. Crecerá pelo junto con una sustancia parecida al moco (vérnix caseosa) que ayuda a proteger la piel en el ambiente acuoso donde se están desarrollando.

En los últimos meses, la formación del vello se extiende hasta las cejas, y maduran otros finos atributos físicos, como las papilas gustativas. Tu retoño es esencialmente un ser humano en miniatura en todos los sentidos al final del trimestre y no hace más que avanzar en estas fases de desarrollo en el trimestre siguiente.

En este punto, el "pedacito de arcilla" ha avanzado mucho en la adquisición de su forma definitiva. Mantente diligente y alerta ante los peligros del ambiente. Intenta ser útil con la dieta de tu pareja, que seguirá evolucionando y floreciendo. Todo lo que pasa por sus labios sigue desempeñando un papel en el desarrollo del niño.

¿Qué está pasando con tu pareja?

Alrededor de la semana 13, muchas mujeres empiezan a experimentar los alborotadores efectos de las hormonas como más tolerables y a acostumbrarse más al simple hecho de estar embarazadas. Este trimestre es la parte más fácil del embarazo para la mayoría de las mujeres, y es de esperar que suponga un bienvenido respiro para ti. Sin embargo, no hay garantías. Pero es posible que veas una sonrisa más a menudo, y que los feroces cambios de humor se vuelvan menos volátiles. Como mínimo, las cosas no deberían empeorar.

No dejes que esa sugerencia te haga pensar que los cambios en ella han terminado. Puede empezar a experimentar otros síntomas del embarazo, como dolores articulares y una flexibilidad inusual. Su cuerpo va a empezar a ajustarse seriamente a lo que necesita para poder dar a luz y hacer pasar esa bola de boliche por el ojo de esa aguja. La relajación desempeña un papel importante en este momento, ya que ayuda a relajar el tejido muscular liso y favorece el crecimiento de la placenta. Aunque la flexibilidad pueda parecer inicialmente un beneficio, demasiado de algo bueno puede provocar articulaciones flojas, lesiones y problemas para realizar tareas aparentemente sencillas como caminar o ponerse de pie. No es nada por lo que alarmarse enormemente, pero sí algo de lo que hay que ser consciente. Si mamá tiene dificultades, puede que necesite tomárselo con calma para evitar una caída grave y puede que necesite tu ayuda—a veces más de lo que le gustaría admitir. Mantente comprensivo y resiste el impulso de adularla.

Otro cambio biológicamente estimulante que experimentará tu pareja es la mayor presencia de estrógenos y progesterona. Esto estimulará la producción de melanocitos, lo que afecta al equilibrio de melanina en su piel y puede provocar diversas afecciones. Si suele tener la piel clara y empieza a mancharse un poco, lo más probable es que no se lo tome a bien. Puede desarrollar una línea negra vertical en el ombligo. Sus pezones probablemente madurarán a un tono más oscuro, y los lunares o pecas pueden verse afectados por cambios de color y posiblemente de tamaño o forma. Es importante observar estas cosas para que no se confundan con algo más grave. Los niveles de cortisol y lactógeno placentario humano fluctuarán, afectando a los niveles de azúcar en sangre, la presión arterial y el metabolismo. A menos que algo parezca enloquecer y ella experimente síntomas secundarios persistentes, todos estos cambios deberían ser temporales y no serán peligrosos para la madre ni para el feto. Unos simples cambios en la dieta y el ejercicio pueden controlar muchos de los problemas derivados. Si tienes alguna duda, consulta a tu médico.

Estos son los elementos comunes del menú. Ella puede tener cualquiera de ellos junto con trastornos secundarios de indigestión, dificultad para respirar, congestión, estreñimiento, gingivitis (o síntomas similares), fatiga, flatulencia, pies hinchados, vista borrosa y molestias circulatorias que pueden dar lugar a la aparición de varices. Por último, pero no por ello menos importante, empezará a haber pruebas físicas de lo que está creciendo dentro. Ese bulto del bebé y su hinchazón pueden ser justo lo que esté creando algunos de los problemas. A medida que se expande en el limitado espacio permitido, empieza a empujar los órganos fuera del camino y a estresar físicamente los sistemas al ejercer presión sobre ellos. En conjunto, la mezcla de síntomas, molestias y problemas probablemente palidecerá en comparación y casi parecerá un alivio si se compara con las molestas náuseas y la relativa locura del primer trimestre. Es muy posible que la simple insensibilización sistemática a la embestida inicial la haya convertido en una mejor guerrera, estoica ante los meros y triviales desafíos que surgieron. Ha llegado hasta aquí y, como tal, ha librado una batalla admirable e ineludible. Hazle saber que admiras su esfuerzo.

¿Cuál es la mejor forma que tienes de ayudar?

Tú, Príncipe Azul, querrás hacer todo lo posible para no perder las hermosas cualidades que has cultivado para convertirte en un ser humano mejor durante el primer trimestre. Querrás seguir cuidándola, comprendiéndola, ayudándola a tomar decisiones acertadas por el bien de todos, y mantenerte firme en el camino recto. Pero ahora tienes práctica, has crecido como persona y ya eres un modelo que otros futuros padres pueden imitar.

¿O no?

Este es un excelente momento para hacer inventario de lo que has aprendido y de lo que has hecho bien, pero difícilmente el momento de empezar a concederte premios por la excelencia. La gente tiene que practicar durante mucho tiempo antes de llegar a ser realmente buenos en algo. Sé consciente de lo que has conseguido, conoce lo que ha funcionado y lo que no, y aprende de tus errores.

Del mismo modo que necesitabas concentrarte en mantener amistades en el primer trimestre, no te dejes atrapar por la inactividad. Al convertirse en papás, tu pareja va a tener muchos motivos para descansar. Ella tiene que proteger el bien que lleva dentro. Se agotará sin hacer nada más que su cuerpo se encargue de avivar su incubadora. Puede que quieras comer por solidaridad, para que ella no se sienta mal por engullir raciones de más, pero tú no tienes el mismo motor que quema tu combustible. Puedes intentar que tu pareja camine o haga otros ejercicios que les beneficien a los dos, pero si tú mismo te dejas hinchar, no vas a deshacerte de un gran exceso en una sesión de parto.

Sé consciente de cómo mantenerte en forma. No vayas a pulsar los botones del ascensor cuando puedes subir por las escaleras. No trates de encontrar el estacionamiento más cercano, a menos que vayas a entregar una valiosa carga. Si es así, haz de chófer y déjala en la puerta, y luego aparca tu nave familiar como si fuera un deportivo nuevo al que no quieres que le den un golpe el primer fin de semana que lo compraste. Es decir, lejos y a gran distancia de la puerta, para que tengas que ir caminando. Ella seguirá revisando en el mostrador de la sala de espera cuando llegues, y tú habrás dado unos pasos de más. Pon una aplicación en tu teléfono e intenta fijarte un objetivo de pasos cada día. Da un paseo durante la comida. Llena ese recuento de pasos, y si ves que tu barriguita empieza a crecer, aumenta tu objetivo diario.

Al contrario de lo que cree la mayoría de la gente, caminar puede ser tan beneficioso como correr. Es menos estresante para el cuerpo, fácil de recuperar y tiene un buen efecto cardiovascular. Antes de que todo esto acabe, aún tendrás que correr otra etapa de ese maratón, y querrás tomártelo con calma mientras te mantienes sano y preparado para asumir la paternidad a largo plazo. No estás demasiado ocupado para hacer un poco de trabajo extra. Puedes limpiar mientras ella descansa, sacar a pasear al perro—cualquier cosa que mantenga tu motor en marcha como lo estarán tus compañeros sin el menor esfuerzo por su parte.

Las mujeres se adaptarán a los cambios de su cuerpo de distintas maneras. Algunas pueden sentirse deprimidas por su metamorfosis. Aquí es donde tu reacción puede hacer toda la diferencia. Si le comunicas de forma cariñosa que disfrutas sinceramente de los cambios y subrayas la importancia de sus esfuerzos y tu alegría por la idea de que crezca su familia, eso debería salir bien. Calma sus dudas sobre su aspecto, sé comunicativo, subraya lo positivo, y puede que encuentres un beneficio en el crecimiento de su intimidad como pareja. Su respuesta puede tomarte por sorpresa, sobre todo si el lado romántico de su relación se había tomado unas vacaciones durante el primer trimestre. Tienes que comprender que no es divertido hacerlo cuando necesitas asegurarte de que el recipiente de los vómitos está a tu alcance.

Lo hiciste muy bien para superar ese primer trimestre, y lo harás bien en el segundo siempre que hayas asumido tu papel, te hayas esforzado por ser un gran compañero y te hayas recompensado por notar la parte positiva de lo que has hecho por ti mismo y por tu familia. No pierdas de vista a tus amigos y a tu red de apoyo, sigue dedicando tiempo al bienestar físico y mental, y alégrate de mejorar tu relación y tu interdependencia. Estás a punto de entrar en el tercer acto de la obra sintiendo que le has agarrado el truco a esto de la vida en pareja. Puede que sea una celebración silenciosa, pero no hay nada mejor que asumir el reto y superarse a uno mismo.

El poder de los padres y de la pareja

Los deberes para los futuros papás ahora mismo incluyen hacer inventario. Si te has esforzado con tu cuaderno, tu plan para el parto y tus finanzas, estarás en buena forma desde el punto de vista de la planificación. Continúa tu crecimiento personal con dieta, ejercicio y capacitación para el estrés.

Los profesionales que utilizan planificadores nunca escriben las cosas una vez y no vuelven a mirarlas. Actualiza tus planes de vez en cuando para incorporar lo que has aprendido o lo que has olvidado. Esto significa mirar tu plan para el parto y tu cuaderno para actualizar todo lo que lo requiera. Cambia todos los planes que hayan evolucionado, pues seguro que lo harán con el tiempo y a medida que vayas experimentando.

No es mala idea hacer una revisión mensual, porque muchas veces te encontrarás diciendo: "sí, quería añadir eso". Incluso puedes elegir un día del mes para hacer tus revisiones. No te llevará horas hacerlo. Tan solo un par de minutos al mes para revisarlo puede suponer una gran anticipación a la hora de detallar tus planes y hacerlos realidad. Escribir te ayuda a pensar y a descubrir, y puede que se te ocurran mejores escenarios mientras revisas.

Capítulo Cuatro:

El 3er Trimestre - Meses 7 a 9 (Semanas 28 a 40) del Embarazo

En cierto modo, el tercer trimestre es el más intenso, principalmente debido a los cambios extremos que se producen en el feto, en la madre y en la aparición final del parto propiamente dicho. Las cosas se han vuelto muy reales de una forma evidente que no se habían dado a conocer antes. Los padres y todas las personas cercanas a ellos están viendo la corta rampa hacia el nacimiento y empiezan a anticipar la llegada en sí.

Sin embargo, aunque parezca que la línea de meta está cerca, no es el momento de bajar la guardia ni de empezar a cantar victoria. Lo único que tienes que hacer es buscar "Celebración prematura" en YouTube. Puedes encontrar todo tipo de ejemplos de cómo cambian las cosas cuando los atletas renuncian mentalmente a su esfuerzo antes de alcanzar realmente su fin. Aunque en el embarazo no se trata de ganar, definitivamente se trata de acabar el maratón, y acabar bien cuenta tanto si lideras el pelotón como si te arrastras con las rodillas raspadas como si fuera tu mejor esfuerzo.

Tus hábitos paternales recién establecidos van a seguir llevando la pelota. Ahorran a mamá algunos problemas y son algo que querrás mantener. Aunque puedes esperar que empiece a recuperarse el equilibrio en algún momento tras el nacimiento del bebé, no cuentes con volver a tu estilo de vida anterior al embarazo ni siquiera entonces. Has tomado la píldora roja.[1] Al comprometerte a aceptar esta asociación en la paternidad con tu pareja. No hay nada especialmente aterrador en tomar la píldora, pero ya no hay forma de dejar de tomarla.

Al igual que antes, tus conocimientos resultarán influyentes a la hora de afrontar el tercer trimestre. No te sorprendas, estás mucho más preparado para manejar bien tus responsabilidades. Tu realidad espera con impaciencia la nueva experiencia de la paternidad y la vida como padre. Será una aventura aún mayor, más duradera y probablemente más agradable que el propio embarazo.

Hora de revisar y eliminar la procrastinación

Si has metido la pata hasta este punto y no has prestado atención a las sugerencias y detalles para la planificación, te penalizará tener que releer todo el libro. No pases el 'Go', no recojas el premio a la mejor pareja. A modo de "ejemplo", lo mejor habría sido que la planificación empezara al pasar las primeras páginas. ¿Ya lo has empezado? Veamos quién levanta la mano.

Como cualquier persona con una maestría en procrastinación, probablemente no hayas sido premiado con un trofeo por ser el último de la clase. En la procrastinación, el que más consigue, menos pospone. Alcanzar altas calificaciones en procrastinación es un momento en el que sí quieres fracasar. Puede que tuvieras un amigo en la escuela preparatoria que no dejaba todos los trabajos para la noche anterior a la fecha de entrega, pero supongo que con las clases en marcha, casi todos los lectores van a empatar en esta línea de meta y admitirán que siguen posponiendo cosas que deberían haber hecho hace meses.

---

[1] Para los que no estén familiarizados, se trata de una referencia a la película "Matrix". Se ofrecen dos píldoras al personaje principal (interpretado por Keanu Reeves), que le permiten permanecer en la dichosa ignorancia o enfrentarse a una verdad que le cambiará la vida. Al tomar la píldora roja, has hecho lo segundo.

Como soy consciente de la inclinación a procrastinar, conviene hacer un resumen rápido de lo que ya has aprendido para que empieces a tomarte las cosas un poco más en serio. Este repaso debería reavivar tu memoria sobre lo que ya hemos tratado en trimestres anteriores, pero el repaso no será una repetición. Algunos se revisan, pero esta sección añade diferencias específicas para el tercer trimestre para que cada punto se base en tus objetivos anteriores. Nada de jugar a la rayuela y saltar a la siguiente sección; éstos son los valores fundamentales para convertirte en un super-papá durante el tercer trimestre.

Continúa siendo un socio de tu pareja

Probablemente hayan aprendido mucho el uno del otro y hayan comprendido muchas cosas sobre cómo ser mejores compañeros. Esta parte de su experiencia debe seguir creciendo. Toma lo que has aprendido y amplía tus habilidades de:

- Comunicación
- Reconocer su carga física
- Permanecer en alerta de protección
- Sexo y romance
- Alcanzar un nuevo tipo de vida fácil

Comunicación. Hablar del futuro y seguir haciendo planes puede tranquilizarla. Le hará sentir que no está sola en las preocupaciones prácticas de ser madre primeriza. Mostrar interés por cómo se siente y utilizar tus evolucionadas habilidades de comunicación acabará beneficiándote a largo plazo. Sigue respetando su instinto maternal, y no temas pedirle consejo sobre qué más puedes hacer. Tienen muchas cosas divertidas de las que hablar. ¿Por qué no empezar por la circuncisión? Tendrás una mayor inversión en eso que en el color de las paredes de la habitación del bebé. (Ver Capítulo 1)

Reconocer su carga física. En este momento, nada le resulta más fácil. Está prácticamente atada a una pelota medicinal, y eso pondrá a prueba sus habilidades físicas y su resistencia. A veces, comer puede parecer lo único que se le da bien hacer, pero comer requiere energía y persistencia, sobre todo cuando el niño al que estás dando un paseo gratis está haciendo todo lo posible por aplastar todos tus órganos hasta dejarlos del tamaño de una nuez. Puede que quiera comerse esa pizza entera. Puede que necesite comerse esa pizza entera. Pero su estómago no lo acepta. Ayúdala a ayudarse a sí misma aceptando ese reto de no sentirse obligada. Mantente siempre alerta a las formas en que puedes ayudar de verdad. Puede que se quede atascada en el sofá y quiera levantarse en vez de que tú le traigas algo. Ayúdala a levantarse. (Ver Capítulos 1 y 2)

Permanecer en alerta de protección. Deben evitarse todos los encuentros con amenazas evidentes para la madre y el feto. Aunque el peligro de los problemas más graves sea menor, no han desaparecido. Si has hecho tu trabajo admirablemente, se sentirá un poco mimada y puede que incluso se sienta con derecho a ciertas indulgencias. Aun así, nada de masticar lápices recubiertos de plomo, participar en actividades recreativas de bellas artes tóxicas o probar infusiones de hierbas cuestionables que puedan tener un efecto laxante para aliviar el aplastamiento de su tracto digestivo impuesto por el residente. Como se advierte con más detalle en un segmento posterior de este capítulo, no permitas que recurra a la eliminación química del crecimiento inusual de vello. Merece la pena mencionarlo dos veces. En caso de duda, consulta a un médico. (Ver Capítulo 2)

Sexo and romance. Si no hay complicaciones, el sexo sigue siendo una opción viable y querrás ser sincero con tu pareja sobre la posibilidad de explorarlo. No es el momento de convencerla de que haga avances egoístas. Puede que le agrade saber que su aspecto no ha cambiado en absoluto lo que sientes por ella. Pero si se resiste, las palabras y los gestos amables pueden llegar tan lejos como un jugueteo sensual. (Ver Capítulo 1)

Alcanzar un nuevo tipo de vida fácil. Ambos han aguantado seis meses de embarazo, uniéndose más a través de los retos y planificando el futuro. En cierto modo, el tercer trimestre es un poco como después de haber estado seis meses en un trabajo nuevo. Ya no es nuevo. Probablemente los dos vean la gracia en algunas de las cosas que han aprendido y que ya son cosa del pasado. Han llegado hasta aquí juntos, y la retrospectiva de las desavenencias que podrían haber tenido en momentos más ridículos son cosas de las que pueden reírse. Han ido a la guerra y han vuelto a casa sanos y salvos. Así es como crecen los vínculos.

Revisar todos los planes

Si has empezado a planificar, no has terminado, y si has perdido oportunidades de planificación, es hora de ponerte al día. Revisa todos tus planes y modifícalos para incorporar lo que has aprendido.

- Elaboración del presupuesto
- Ten preparado el plan para el parto
- Ten preparada la bolsa del hospital

Elaboración del presupuesto. Esto es lo único que se te advirtió que no debías descuidar. Si realmente no lo han mirado y elaborado un plan, es imperativo que los dos se sienten y se pongan manos a la obra para completar la tarea. Probablemente sea una de las cosas más desagradables que tengan que hacer, y será aún más desagradable y confusa ahora que han esperado tanto tiempo. Hazlo y evita tú mismo cavar un agujero financiero, o algo peor. Necesitas cubrir el tiempo libre, las necesidades de la madre, las del bebé y los gastos médicos. Si ya tienes un plan, eres un campeón y solo necesitas revisarlo y plantearte modificaciones. Si no, siéntate y haz ahora el presupuesto. (Ver capítulos 1 y 3)

Ten preparado el plan para el parto. Debe haber un plan escrito, que en realidad es un libro de registro de nombres de médicos, números e información esencial que debe estar preparado el día del parto para que se pueda acceder a él fácilmente. Puede contener todos los pequeños detalles extraños que tú y tu pareja deseen, como el tipo de música que debe ponerse (créeme, no te darás cuenta de quién lleva la serenata del parto). Quienes asistan al parto pueden ser importantes. La propia sala de partos no es un estadio. Si tu madre o la madre de tu pareja quieren estar allí y no son del tipo que quieres en una sala de guerra, declínalo educadamente. En realidad, lo óptimo es que se trate de una reunión íntima de personas esenciales. La pareja tiene que estar allí. Si tu pareja quiere que estés allí, debes estar. Nosotros teníamos a una enfermera amiga de la familia, y eso fue un gran alivio porque podía explicarme todas las cosas que yo no entendía.

¿Agarrar al bebé o no? Eso es algo que querrás pensar, papá. Yo me negué rotundamente. Si a alguien se le iba a caer algo, no iba a ser a mí, independientemente de mi porcentaje de fildeo en el béisbol. Nunca oí el final de la historia. En una escala del 1 al 10, ¿cuánto deseas evitar una episiotomía? En una escala del 1 al 10, ¿qué te parece la epidural? Algunas de estas cosas escaparán a tu control, porque para eso están los médicos en la sala. Pero querrás anotar tus preferencias. Si comenzaste el plan hace meses, ¡bravo, mi valiente caballero! Ahora actualízalo con todo lo que se te haya ocurrido después.

El plan no escrito también debe estar listo. Se trata sobre todo de una tarea de papá en la que haces un recorrido por el hospital, conoces la ruta y las alternativas, y haces planes para circunstancias imprevistas. Una de tus tareas más importantes es mantener siempre lleno el tanque de gasolina del coche. Yo solía tener la costumbre de coquetear con lo cerca que podía llegar la aguja del indicador de gasolina a la letra "E" sin quedarme sin gasolina. Durante el periodo de los últimos trimestres, mantenía mi coche lleno, y cuando llegaba a casa, revisaba el coche de mi pareja por si acaso. (Ver Capítulo 1)

Ten a la mano la bolsa del hospital. El día del esperado acontecimiento, no querrás estar buscando el cepillo de dientes o cualquier otra cosa que vayas a necesitar durante tu estancia en el hospital. Si no has preparado la bolsa, hazlo ahora y táchalo de la lista. No puedes contar exactamente con los nueve meses o las 40 semanas. Esta bolsa debe estar lista en la semana 30, o estarás descuidando tus responsabilidades. (Ver Capítulo 1)

No te descuides a ti mismo.

Puede que no seas el jugador principal, pero si uno de los miembros del equipo cae, no vas a ser tú. Necesitas estar ahí para ayudar a sostenerla y seguir empujándola hacia su próxima aventura de ser padres. La única forma de hacerlo es estando sano de cuerpo y mente. Para ello, necesitas:

- Mantenerte en forma, alerta y conservar las amistades
- Vigilar el aumento de peso
- Respirar y meditar

Mantente en forma, alerta y conserva las amistades. El cambio más significativo que deberían hacer respecto al esquema original de dedicarte tiempo a ti mismo, es dedicarse tiempo a los dos. Puede que ella se sienta menos motivada para mantener cualquier régimen de ejercicio simplemente porque le resulta más difícil e incómodo moverse. Elige ejercicios ligeros, como caminar, o pídele que participe en cosas que notes que ella ya no hace. Decirle algo como "¿Puedes enseñarme algo de yoga que has estado practicando?" la pone en la posición de ser la experta, y eso puede gustarle. La clave está en animarla. Lo último que quieres es que le falte la resistencia necesaria para el parto porque te has equivocado al motivarla. Tampoco querrás que te llamen del hospital mientras estás en un bar con amigos para decirte que el bebé se ha adelantado. 'Felicidades', te has perdido toda la experiencia que has estado esperando nueve meses. No valdrá la pena. (Ver capítulos 1 y 2)

Vigila el aumento de peso. Existe un rango de peso sugerido que las mujeres deben mantener durante el embarazo. También hay una advertencia para los hombres. Aunque las mujeres aumentan de peso durante el embarazo, los hombres también suelen hacerlo. La extraña diferencia es que gran parte del peso que ella gana es de otra persona, y el tuyo es todo tuyo. Según diversas fuentes, los hombres engordan un promedio de 15 libras (5.5 kilos) por estar expuestos a nuevas oportunidades de tentempiés, comer más fuera de casa y comer por dos, incluso cuando solo hay uno. Además de mantenerte en forma, sé consciente de las calorías extra que te permites y que no deberías, y compénsalo de alguna otra forma. Puedes preparar almuerzos más pequeños para el trabajo y tomarte menos cervezas los viernes. (Ver Capítulo 2)

Respira y medita. Esta es otra posible actividad de grupo que logrará un objetivo diferente en el último trimestre. Si has incorporado con éxito ejercicios de respiración y meditación a tu rutina, ayudar a tu pareja a practicarlos puede proporcionar otra arma contra las pruebas, la persistencia y los rigores del parto. Es una época estresante y conseguir que la madre sea capaz de crear una calma autoimpuesta puede calmar lo que puede ser una ansiedad auto derrotista. No hay forma de garantizar que los tratamientos antiestrés hagan que el bebé salga con mayor facilidad, pero siempre que la práctica no sea extrema, puede ayudarte a contribuir de forma significativa a la experiencia en la sala de partos. (Ver Capítulo 2)

Amplía tu educación

Por supuesto, aún no lo has aprendido todo. Eso llegará tu segunda vez, cuando puedas mirar a la primera y decir: "Me lo dijo en el libro y no le presté atención". A continuación, vamos a echar un breve vistazo a algunos temas y preocupaciones concretas que quizá no estén aún en el alcance de tu radar.

- Utiliza los recursos de tu experiencia
- Vacuna de la tosferina
- Puesta en marcha del parto

Utiliza los recursos de tu experiencia. No lo dije exactamente en la introducción, pero no tener experiencia con un bebé significa que no la tienes. Cambiar a un bebé de verdad no se parece en nada a cambiar a un muñeco. Tener en brazos a un niño de verdad pondrá a prueba esas habilidades y te dará una valiosa experiencia sobre la que podrás construir. Si tienes amigos y parientes con niños y bebés, estar cerca de ellos puede ayudar a tu educación. La diferencia entre antes—cuando te preguntabas por qué la gente tenía que arruinar una barbacoa perfectamente buena con un puñado de mocosos— y ahora, es que pronto serás tú quien estropee la barbacoa. Eso no es todo. Ahora tienes interés en prestar atención a cómo crían los demás para aprender de ellos. Hasta ahora, los hijos de los demás eran como moscas que se posaban en las hamburguesas o avispas que revoloteaban alrededor de la parrilla. Ahora son tus pequeños maestros. Observa lo que les hace no llorar. Selecciona del menú las cosas que harás y las que no harás con tu propio hijo. Abraza a los bebés. A tus amigos y familiares les hará gracia y estarán dispuestos a aconsejarte. No dejes caer al bebé.

Vacuna de la tosferina. En algunos países, la vacuna de la tosferina se recomienda a todas las mujeres embarazadas en algún momento entre las semanas 16 y 32 de gestación. Vacunarse durante este periodo permite que los anticuerpos pasen de la madre al feto con un tiempo de transmisión fiable. Estas vacunas proporcionan protección contra la tosferina, la poliomielitis, el tétanos y la difteria (existen algunas variantes de la vacuna Boostrix IPV, por lo que es mejor que preguntes a tu médico específicamente qué variante va a utilizar). La tosferina es la razón principal de la vacuna. Los bebés que contraen la tosferina suelen requerir hospitalización, y la vacuna previene eficazmente la tosferina en el 91% de los casos estudiados desde el 2012. Los estudios no han mostrado apenas efectos secundarios, aparte de enrojecimiento, hinchazón o sensibilidad muy leves para la madre, como podría ocurrir con cualquier inyección. La vacuna es opcional, y con el remolino de desinformación sobre la vacunación debido a los "médicos" expertos en Covid de las redes sociales y a los anti-vacunas desinformados, es probable que ahora haya más resistencia a las vacunas que nunca. Y ello a pesar del bien abrumador que las vacunas han hecho por la salud y el bienestar de la humanidad. A menos que la madre o el padre hayan tenido algún tipo de reacción alérgica grave a una vacuna, no hay prácticamente ningún motivo para tener que preocuparse por vacunarse. Es mucho mejor hacerlo que arriesgarse a una hospitalización potencialmente mortal por neumonía.

Puesta en marcha del parto. Hay mucha información en Google sobre cosas que ayudarán a iniciar el parto. Algunas son sencillas y no parecen peligrosas, y otras son imprudentes y ridículas. Las cosas que debes probar si lo necesitas son las inofensivas, que incluyen tener relaciones sexuales, hacer ejercicio, estimular los pezones, la acupresión y comer determinados alimentos (piña, dátiles, berenjenas, comida picante, etc.). Si lo que comes no es raro y en cantidades que puedan ser tóxicas para la madre o el feto, al menos puede satisfacerte el hecho de que intentes echar a rodar la pelota. Sería difícil decir que estás haciendo algo cuando se llega a este punto. Todo lo que parezca tener éxito puede ser sólo una coincidencia, ya que de todos modos no trabajarás para poner en marcha el motor antes de la fecha prevista del parto. En nuestra primera carrera, mi mujer y yo estábamos sentados en el sofá viendo algo parecido a "*America's Funniest Home Videos*", y a alguien se le quedó la lengua atascada en una bandeja de cubitos de hielo. Los dos empezamos a reírnos, y entonces ella exclamó: "¡¡¡Tráeme una toalla!!!". A estas alturas ya no podía preguntar por qué. Corrí al armario y traje toallas de varios colores. Luego cogimos las bolsas del hospital, subimos al coche y nos fuimos al hospital. En cierto modo me gustó que ocurriera entre risas.

La idea de inducir el parto es algo totalmente distinto. Cuando llegues a la semana 42, aproximadamente, y las contracciones aún no hayan empezado a convertirse en trabajo de parto, el médico te hará saber que ha llegado el momento de inducirlo. A la larga, probablemente sea mejor que dejes decisiones de esta magnitud en manos de los expertos. Sin embargo, también es bueno tener en cuenta que inducir el parto tiene algunos inconvenientes. La recuperación tiende a ser más lenta. Es imposible decir si eso está directamente relacionado con la inducción o simplemente porque el embarazo está en horas extras. Otra cosa es que las contracciones pueden ser más intensas, al igual que el dolor del parto. Esto puede ser un motivo para añadir una cláusula a tu plan de parto en la línea de "Si se induce, entonces se aplicará la epidural".

Sumergiéndote en la comprensión del Trimestre #3

Aunque parezca que muchas cosas se han convertido en rutina con el paso del tiempo, es evidente que otras siguen cambiando prácticamente cada día. La única cosa que puede no estar sujeta a cambios eres tú mismo; la esperanza es que te hayas formado con éxito en una roca de consistencia, hayas mejorado como ser humano y estés inclinando la balanza midiendo los aplausos por tu actuación. Aun así, necesitas mantener tu radar atento a lo que ocurre.

- ¿Qué está pasando con el bebé?
- ¿Qué está pasando con tu pareja?
- ¿Cuál es la mejor forma que tienes de ayudar?

¿Qué está pasando con el bebé? Hasta este trimestre, el bebé ha crecido más en longitud que en circunferencia. El bebé aumentará de volumen casi un 50% a lo largo del trimestre, y eso se traducirá en el desarrollo de sus órganos y en su transformación en lo que reconoces como un recién nacido. Los ojos se abrirán alrededor de la semana 28, y los finos pelos que han estado protegiendo la piel durante los últimos meses empezarán a desprenderse. Hacia la semana 35, el bebé cambiará su posición aplastada para que su cabeza apunte hacia abajo con el fin de salir de cabeza. No siempre ocurre, y eso se considera un "bebé con brecha", que afecta a alrededor del 5% de los nacimientos. Puede dar lugar a complicaciones, pero realmente no es una preocupación importante en una situación con personal bien capacitado (los médicos suelen estar bien capacitados).

Una de las cosas más importantes que ocurrirá a lo largo del trimestre es el desarrollo de los pulmones. Una de las razones por las que los bebés prematuros lo pasan mal es que la respiración es un problema porque los pulmones no tienen la oportunidad de formarse completamente.

El desarrollo continúa durante todo el trimestre; por eso es mejor llegar a término. Aunque la madre esté un poco cansada de ser un vehículo libre, no debe hacer nada que favorezca el parto prematuro, a menos que se lo sugiera su médico.

El bebé duerme aproximadamente el 90% del tiempo y puede tener sueño REM y soñar. Aunque duerma la mayor parte del tiempo, eso no significa que haya mucha inactividad. Igual que cuando ves a tu perro perseguir conejos imaginarios por la maleza, el bebé puede mostrar actividad incluso mientras duerme. El bebé estará practicando muchas cosas que le serán útiles cuando finalmente escape de su cámara de vacaciones. Puede estar sonriendo, frunciendo el ceño y llorando, y esencialmente dando pasos de bebé en su desarrollo.

¿Qué está pasando con tu pareja? Hasta este momento, no has necesitado saber muchas cosas sobre tu pareja en las que puedas participar más allá de echar una mano y mostrar paciencia. Aquí las cosas cambian a medida que se hace mucho más evidente, y la personalidad de tu pareja empieza a desempeñar su papel de portadora del panecillo. Puede que se sienta frustrada por todas las cosas que le hacen experimentar dificultades técnicas, como si el pequeño encanto de su interior estuviera jalando los hilos de una marioneta en el exterior.

Es difícil decir cómo se siente la "señorita" en este momento al pasar de lo pequeña que fuera a lo grande que se haya puesto. El aumento promedio de peso durante el embarazo es de unas 30 libras, incluido el bebé (y otras cosas que salen rápidamente durante el parto). Este aumento de peso puede presentarse de diversas formas, como el aumento de tamaño de los pechos, las reservas de grasa y el volumen de sangre y líquidos. La complexión de la madre antes del embarazo importará a la hora de la distorsión total, al igual que cualquier dieta especial. Mi madre era una mujer pequeña que milagrosamente solo engordaba 15 libras durante el embarazo, y yo era casi 10 de ellas. Cuando terminaba el parto, tenía más o menos el mismo aspecto que antes de quedarse embarazada al día siguiente de nacer yo, (además de recordarme para siempre durante los 45 años siguientes que casi la mato). Eso no es normal, y la excusa fue que ella seguía una dieta especial por precaución que, de alguna manera, no tenía absolutamente ningún efecto en mi crecimiento, pero que era fundamental para la supervivencia.

No querrás intentar que tu pareja imite ese rendimiento porque es poco probable. Sin embargo, sí que debes prestar atención al margen de aumento esperado. Es probable que tu médico te diga cuál debe ser ese rango y te haga una advertencia si mamá se sale de lo normal. En general, las mujeres de constitución pequeña suelen aumentar mucho más, tanto en porcentaje como en total, que las mujeres que ya están un poco rellenitas.

Estos cambios pueden resultar angustiosos para las mamás que no están acostumbradas a verse con sobrepeso. Mi esposa fue pequeña toda su vida. Nació con 2.7 kilos (algo menos de 6 libras) a término, y se mantuvo en apenas 43 kilos (95 libras) sin cambios entre los 18 y los 31 años. Cuando su cuerpo atlético empezó a transformarse a causa del embarazo, supo que simplemente necesitaba aceptarlo. Una semana antes del parto, pesaba unos "monstruosos" (para ella) 61 kilos (unas 135 libras). En otras palabras, llegó al extremo superior del peso medio de las mujeres de su estatura que no estaban embarazadas. Había en ella un 50% más para amar. De algún modo, su metabolismo consiguió eliminar casi todo lo que sobrevivió al parto en un tiempo récord. Su experiencia fue casi el polo opuesto a la de mi madre, aunque el tamaño del bebé era similar. En definitiva, lo que se puede decir con seguridad es que la experiencia será diferente para cada mujer.

Lo que sí consigue el fantástico tercio final de la incubación es angustiar a la pareja embarazada de un modo u otro, y probablemente de varios modos al mismo tiempo. El marco y el metabolismo previos al embarazo también influyen en que todo se vuelva más difícil. Especialmente al final del trimestre, se puede decir que el cuerpo de cualquier mujer será como un globo inflado hasta el punto en que ya no puede entrar más aire. Entonces el bebé va a intentar por todos los medios que entren esas pequeñas bocanadas más, o de lo contrario no estará probando realmente la calidad de su viaje. Tu trabajo consiste sobre todo en ser consciente de que mamá se sentirá incómoda.

Ocurren cosas descabelladas, y algunas son realmente interesantes. Otras partes que conducen al momento culminante pueden parecer un poco asquerosas, dependiendo de tu nivel de tolerancia. Algunas pueden ser incluso un poco aterradoras. Puedes pensarlo, pero no lo digas. Procura también no hacer muecas. Te conviene mantener tu medidor en el punto muerto entre "Oh, no es nada" y "Voy a llamar al 911" en todo momento. Acepta que se presenten cosas que no has visto antes. Es algo así como tener el timbre de la puerta y saber que, cuando abras, vas a ver un extraterrestre o no. Lo mejor es intentar mirarlo todo con asombro en vez de con inquietud y asumir que todos los extraterrestres vienen en son de paz.

Varias cosas se presentan de formas que resultarán bastante evidentes. Mientras que su cabellera normal puede parecer aún más frondosa y hermosa, puede empezar a crecerle vello en lugares que no le gusten especialmente, como la cara, los pezones y la espalda. Lo más probable es que se trate de una molestia que revertirá tras el parto. No dejes que utilice tratamientos químicos de ningún tipo para combatir este ataque a su vanidad. Si la vuelve absolutamente loca y necesita ocuparse de su vanidad, ofrécele ayuda, pero sé siempre amable y comprensivo. Dependiendo de su relación, tal vez prefiera que una amiga se encargue de la depilación.

Además de la omnipresente burbuja abdominal, en la manifestación del cuerpo en cambio pueden ocurrir algunas cosas bonitas. Puede que se le salga el ombligo, si aún no lo tiene. Su areola puede oscurecerse y cambiar de forma y tamaño, lo que se cree que es para que al bebé le resulte más fácil localizarla y agarrarse a ella. Los pechos también pueden variar de varias formas, normalmente para agrandarse y volverse más firmes. Lamentablemente, a veces pueden estar doloridos, lo que puede haber empezado incluso antes del diagnóstico de embarazo, allá por la semana 1 o la 2. En el tercer trimestre, los dolores y molestias de la congestión pueden hacer que la enormidad de sus pechos parezca aún más tentadora de lo habitual. ¡Cuidado, amigo! Puede que te guste lo que ves, pero puede que no sea el mejor momento para mostrar tu afecto. Sé consciente de que pueden estar especialmente sensibles. Por otra parte, solo tienes que evitar realmente el sexo si 1) ella no está interesada, 2) las cosas no evolucionan con normalidad. Si se le rompe la bolsa o hay otra secreción, usa el sentido común y aguanta hasta un momento más razonable.

Durante este trimestre puede parecer que cada parte de ella ha sido inyectada con un pequeño gremlin y quiere tener la oportunidad de quejarse. Por ejemplo, es probable que incluso la más atlética de la especie femenina experimente algún tipo de falta de aire. Esto puede ser más perceptible para quienes tienen hábitos particularmente buenos de respirar desde el diafragma. Como ya no hay mucho espacio para que el diafragma se mueva hacia abajo, la respiración puede ser más superficial. Por supuesto, esto se complica por el hecho de que respira por dos. Recordarle que mantenga una buena postura en lugar de encorvarse puede aliviar algunos de estos síntomas, al tiempo que, lamentablemente, pide recursos adicionales que puede tener la sensación de que se le han acabado.

El aplastamiento y el peso extra reunidos en tan poco tiempo pueden significar un cambio en el régimen de ejercicio. Los esfuerzos aeróbicos de muy bajo impacto, como caminar y las clases de ejercicio, especialmente para embarazadas, pueden ser justo lo que necesita. No esperes a que ella descubra lo que necesita, y estate atento a oportunidades como las afiliaciones a piscinas públicas en las que puedas acompañarla a hacer ejercicio con los regímenes recomendados juntos. No, no, no te atrevas a atacarla como una víbora porque podría pensar que estás insultando sus nuevas curvas y que te preocupas demasiado por su aspecto. Mantén siempre el contexto de la pareja y el bienestar del bebé. Si optas por una piscina pública, revisa los comentarios para garantizar que el centro tiene una reputación impecable en cuanto a limpieza y seguridad. Además de los ejercicios obvios de flexibilidad y acondicionamiento físico, probablemente debería hacer ejercicios de kegel (suelo pélvico) varias veces al día. Puedes ayudar con recordatorios. Esto puede ayudar durante el parto y puede reportar otros beneficios en la recuperación y el retorno a una vida sexual un tanto mejor cuando todo haya pasado.

Es posible que ella se queje de entumecimiento vago o dolor en la parte baja de la espalda, en el trasero, y dolores punzantes que se extienden por la pierna. Se trata del nervio ciático, que se está quejando de la presión a la que está sometido. Las compresas calientes, los dispositivos de masaje sencillos (o la mano suave de la pareja), el ejercicio o incluso el simple cambio de postura pueden contribuir al alivio. En los momentos en que se vuelve intenso, puede considerarse el uso de analgésicos como último recurso. Asegúrate de revisar con el médico antes de que ingiera nada, sobre todo si se trata de una cura milagrosa encontrada en algún sitio web sospechoso o en un vídeo 'bien intencionado' de YouTube.

La mamá puede experimentar contracciones prematuras, conocidas como contracciones de Braxton Hicks. Probablemente sea mejor pensar en ellas como una práctica para las contracciones reales. Pueden aparecer de varias formas, pero lo más probable es que sean algo parecido a un calambre, una contracción muscular sólida que la mamá no está causando intencionadamente. Por supuesto, es posible que el parto se inicie prematuramente, y es mejor saber distinguir la diferencia. Las contracciones de Braxton Hicks son irregulares, y si se producen en serie, tienden a debilitarse. A menudo pueden relajarse simplemente cambiando de posición (poniéndose de pie, caminando, etc.). Las contracciones reales no serán sólo tandas que se disipan. Seguirán apareciendo en oleadas y tenderán a hacerse más fuertes. Aunque esto todavía es un poco vago, las contracciones del parto real vendrán cada 5 minutos, con una duración de un minuto, durante al menos una hora. Pueden ir acompañadas de una descarga (por ejemplo, rotura de la fuente). En otras palabras, necesitas tomarte en serio las contracciones cuando parezcan insistentes, o como el último invitado a una fiesta que toma el teléfono y llama a algunas personas para que vengan a animar un poco las cosas cuando la fiesta se va apagando.

El bebé está activo y dando patadas. Habrá un tiempo de inactividad significativo, pero habrá momentos en los que el bebé parecerá intentar salir del cascarón, como si estuviera en un huevo, con las extremidades volando casi como un kickboxer. Lo fácil que sea observarlos en un vientre desnudo dependerá de las reservas de grasa que se hayan almacenado, pero serán evidentes al tacto. El médico puede sugerir que se observen los movimientos del bebé solo para hacer un seguimiento de la frecuencia, para garantizar que todo sigue progresando bien.

Las visitas de la madre al médico aumentarán a aproximadamente cada dos semanas y pueden ser tan frecuentes como una vez a la semana a medida que se acerca el final del trimestre. Asiste siempre que puedas, y cuando no puedas, asegúrate de que alguien va con ella. ¿Puede ir sola? Claro, probablemente haga muchas cosas sola. Los seres humanos son así, y sobre todo si se siente animada, no hay razón para que no pueda estar sola. Pero dame una buena razón de por qué.

Una cosa a la que puede estar dedicando una cantidad de tiempo determinada de distintas maneras es a formas deliberadas de anidamiento. Puede ser en forma de limpieza y preparación, preocupándose por la disposición de las cosas del bebé, viendo programas de cocina, leyendo sobre el cuidado de los recién nacidos, viendo programas que parecen peculiares a su régimen normal, etc. Es más probable que esto tenga que ver con adoptar la mentalidad de ser madre y haber tenido nueve meses para apreciar que ya es responsable de la vida de un ser humano completamente nuevo. Pronto estará pataleando y gritando y riendo y siendo adorable en lo que parece más bien tiempo real. El sentido común dice: "Tienes que estar preparado; llegó la hora del espectáculo".

> **La mascota aparte**
>
> Si tienes mascotas, es probable que se hayan dado cuenta de que algo está pasando. Los gatos o los perros probablemente percibirán cambios que los humanos no tenemos la capacidad de percibir. No querrán que se les deje fuera del evento familiar, y en realidad no debieran. Querrás hacer lo menos posible para sorprenderles con un nuevo alienígena y cambiar lo menos posible su estilo de vida. La última palabra aquí es cuidar de la mascota, aclimatándola a la situación y asegurándose de que acogerá bien al intruso que le robará un importante tiempo de compañía.
>
> Practica llevando al perro a pasear con el cochecito vacío, si es posible, para que esté preparado para la situación real. Si no consigues que el perro sea tu compañero en los paseos con el cochecito, ahora es el momento de averiguarlo. Es mejor ver cómo lo vuelcan cuando está desocupado que cuando el cochecito contiene una carga preciosa, y tengas que vértelas con un bebé rodando por el cemento. Puede darte una idea de si puedes ocuparte de dos paseos a la vez o si te ves obligado a dar dos paseos. Una alternativa es contratar a un paseador de perros.
>
> Después del parto propiamente dicho, puede ser aconsejable llevar a casa algo con el olor del bebé desde el hospital para crear esa familiaridad antes de introducirlo en casa. La sorpresa no siempre es el mejor medio de introducción. Por muy aguda que sea la mascota o por muy inteligente que sea, todo lo que puedas hacer para facilitar la transición es una medida más de la paternidad inteligente.
>
> Probablemente los gatos se habrán sensibilizado más críticamente al sentirse atraídos por el calor acogedor que desprende mamá. Solo un

> recordatorio para que mantengas a mamá alejada de la arena para gatos, ya que la toxoplasmosis no es nada bueno durante el embarazo.
>
> Pueden necesitarse más cuidados con las mascotas exóticas que con las domésticas típicas. Es mejor mantener cualquier tipo de roedor alejado del bebé (y de la madre), ya que pueden ser portadores de un virus llamado coriomeningitis linfocítica que puede causar complicaciones graves. Los lagartos, serpientes, tortugas y otros anfibios pueden ser portadores de salmonela y listeria monocytogenes. Aunque tengas un profundo apego emocional a las mascotas, no quieres arriesgarte a introducir al bebé en una bacteria y tener que racionalizar la importancia relativa. En algunos casos, puede ser mejor hacer frente a los hechos y sacar por completo de casa a esa criatura exótica.

¿Cómo puedes ayudar? Has llegado hasta aquí y sabes que no ha terminado aún. Llegar hasta aquí te ha enseñado muchas cosas, y estás preparado para seguir adelante. Tienes que ser tú quien recoja los trozos que caen al suelo, porque dentro de unos meses no podrá ver ni los dedos de sus pies cuando esté de pie en la ducha. Tienes que revisar lo que has aprendido, revisar los planes, comprobar, volver a comprobar e intervenir para ser la caballería de guardia.

Cuando aprendes artes marciales, la idea no es la violencia, sino una reacción tranquila y natural. Cuando vas a romper una tabla, no pretendes hacerlo golpeando la tabla porque así es como te rompes tus propios huesos. Quieres golpear un centímetro o más más allá del objetivo inmediato, de modo que todo lo que tengas la atraviese. No consideres la ruptura de la fuente, los dolores del parto, el viaje al hospital o incluso la primera respiración jadeante del bebé como el final. Tienes que mantenerte en la tarea más allá de ahí y ser un pilar de tu nueva familia. Recordarás tu esfuerzo y lo harás mejor la próxima vez, si tienes la oportunidad. Tu pareja tendrá todo el protagonismo, se llevará toda la atención y el mérito, pero también sabrá que lo han hecho juntos. Igual que "detrás de todo gran hombre, hay una gran mujer", ésta es la cara opuesta de la moneda.

Atraviesa esa barrera con todo.

El poder de los padres y de la pareja

Realmente tienes que acorralar las obligaciones de última hora entrando en la recta final. No quieres que nada quede en el aire al final de este trimestre, ya que se acerca la hora decisiva del juego. El hogar necesita estar listo para la nueva llegada, y todos tus planes deben estar en marcha. Si has estado trabajando en ellos aunque sea unos minutos a la semana y haciendo revisiones mensuales, todo debería estar en orden. No dejes que eso te engañe. Sigue haciendo lo que sabes que tienes que hacer.

Este trimestre puede ser un momento de unión como tú y tu pareja no volverán a tenerlo en mucho tiempo. Verás el humor en cosas que eran preocupantes en los dos primeros trimestres, el objetivo te parecerá perspicaz y probablemente será más fácil inyectar algo de humor bien intencionado en cosas sobre las que antes quizá te ponía demasiado nervioso bromear. Mantén tus regímenes, y no le mientas a tu cuaderno. Lo sabe todo. Mantente descansado, en forma y preparado, y date algo de crédito por haberte convertido en un mejor compañero.

Capítulo Cinco:

El 4º Trimestre

Aunque técnicamente no forma parte del embarazo, el periodo posterior al parto es un momento de ajuste importante. Es difícil poner un punto al final del embarazo y decir que todo ha terminado en lo que respecta a la participación del padre. De hecho, no es difícil. Es un error.

Un libro para padres sobre el embarazo sería descuidado si no cubriera lo que ocurre en los meses posteriores al parto. Quizá no convenga extenderse demasiado en el futuro, pues eso es tema de otro libro. Ciertamente, el periodo en el que tu bebé no respiraba el mismo aire que tú ha pasado, y aquel bultito se contonea ahora en el mundo físico. Es una nueva etapa del viaje, pero los siguientes pasos adelante son como el final de una película tras el clímax, que termina con un inteligente desenlace, y acabas satisfecho y deseando que llegue la secuela.

Por si aún no lo has asimilado, ya eres oficialmente padre. La carga física que principalmente era responsabilidad de tu pareja ha llegado, ahora es el momento de que realmente puedan compartir el hijo físico. Tu familia tiene ahora tres miembros, para bien o para mal, y se dirigen a una nueva etapa del viaje.

Lo que ocurrió en la sala de partos

Gracias a que prestaste atención a todos los planes y detalles expuestos en este libro, tu experiencia en el hospital durante el parto fue como la seda. Se rompió la bolsa, te subiste al coche y llegaste a las puertas de Urgencias sin saltarte ni un solo semáforo en rojo, aunque tuviste que sortear una fuga de agua. Ingresaron a tu pareja, aparcaste el coche en menos de un minuto y volviste a estar a su lado en tres. El plan de parto se siguió al pie de la letra, y—bum—salió el bebé sin ningún esfuerzo. Si estás prestando atención al sarcasmo, es probable que eso no fuera lo que ocurrió.

El parto puede haber durado mucho más de lo que esperabas. El promedio es de unas 8 horas. Solo piensas que es mucho más rápido por lo que ves en la televisión o en las películas. ¿Sabes por qué el parto va rápido cuando se produce como parte de una película? A eso se le llama drama y se le permite contar historias. Las películas no pueden dedicar ocho horas a mostrar a una mujer pasando por todos los dolores del parto, y se dispararía su presupuesto y la taquilla si lo hicieran. Las personas que realmente se involucran en la sala de partos son los padres que viven el drama real y las buenas personas que les ven pasar con éxito por la experiencia.

Nuestro primer parto duró un total de 16 horas. Las cosas en el plan de parto no salieron como esperábamos, y probablemente tampoco saldrán las tuyas. Tu médico habitual puede haber tenido tres pacientes de parto simultáneamente, de modo que, aunque puede haber estado en contacto con quien le sustituyó, puede no haber asistido al parto propiamente dicho, sobre todo si trabaja en más de un hospital. Puede que tu compañera haya mantenido la cabeza fría durante el estrés y el dolor, o puede que se haya convertido en alguien a quien no conocías de antes y cuya mano intentabas estrechar mientras ella la apartaba de un manotazo con una palabrota polisilábica. Puede que ambos estuvieran delirando por la falta de sueño, y que el bebé estuviera empezando a mostrar la increíble capacidad de malinterpretar la palabra "cooperación".

Con suerte, fuiste capaz de cumplir tu parte del trato, luchar contra los mareos y los momentos inesperados. Con suerte, el plan para el parto les facilitó a ti y a tu pareja la navegación a través de las horas del parto. Aunque el plan dijera que cortarías el cordón umbilical y tú optases por no hacerlo estando un poco abrumado, eso no convierte al plan en un fracaso, ni a ti tampoco. El plan se aseguraba de que pensaras bien las cosas y supieras cómo debía ser. Como en una boda, siempre surge algo que echa por tierra lo que debería haber sido una planificación perfecta. Puede ser la lluvia, que se estrelle el camión de las flores o que se agote la batería del teléfono del padrino, pero al final, el espectáculo debe continuar. Al menos, habrás eliminado este viaje inaugural de tu lista de tareas pendientes, y te habrás convertido en un experto mundial del evento. Si tienes la oportunidad de volver a experimentarlo, estarás mejor preparado, pero las cosas seguirán yendo en direcciones inesperadas en las siguientes presentaciones.

Inevitablemente, pueden haber ocurrido cosas un tanto aterradoras. Lo más probable es que solo fueran aterradoras porque no estabas al tanto de los detalles. Mi primer hijo me causó un trauma inesperado al llegar con un tinte azulado y no tomar lo que yo creía que sería el rápido trago de aire del hospital perfumado con isopropilo. Minutos antes del parto, el médico me dijo que había algunas complicaciones con un cordón umbilical enredado y que en realidad no había mucho de qué preocuparse. Seguí el consejo y no me preocupé, pero eso no me decía exactamente qué podía esperar. Un cordón umbilical enredado se produce en casi una cuarta parte de todos los embarazos, por lo que es bastante frecuente. Cómo se enreda y dónde puede complicar el posible resultado. Si el cordón está enrollado sin apretar en alguna parte, es posible que casi no haya presentación ni problemas. Si está fuertemente enrollado en alguna parte, el enredo puede ahogar el flujo de la alimentación del bebé a través del cordón, así como afectar a la circulación del bebé hacia el cerebro. Por supuesto, los médicos que han visto esto cientos o miles de veces no van a dejarse llevar por el pánico.

Vi cómo ponían a mi bebé azul en un carrito después de cortar el cordón, flácido y silencioso, y supe de antemano que no debía participar en "agarrar al bebé" ni en "cortar el cordón". El hijo de otra persona, ningún problema, pero no el mío. Observé cómo una enfermera no dejaba de mirar el reloj de pared.

La enfermera daba vueltas alrededor del bebé limpiando cosas y frotándole los pies, y yo lo único que podía pensar era: "Está muerto". No era ni remotamente el resultado esperado, y ni siquiera podía mirar a mi pareja. Nadie me dijo nada mientras todos se dedicaban a las tareas de atender a la madre, al bebé, los suministros y la maquinaria como si la mortalidad infantil no fuera ninguna preocupación. Ahí es donde falló mi educación sobre el parto. Lo que me parecía un tiempo interminable entre la llegada del bebé y la primera respiración no fueron más de tres minutos en realidad. El tiempo tiene un significado distinto en las situaciones de estrés, sobre todo para las personas estresadas. Efectivamente, el cordón umbilical la había estado ahogando, pero algunos movimientos rápidos del médico encargado facilitaron la llegada del bebé y la llevaron rápidamente al carrito. Mientras yo estaba de pie a unos metros, dispuesto a irrumpir y abofetear al bebé yo mismo, como había visto hacer tantas veces en la televisión, que el primer gritito salía espontáneamente, y el bebé azul se puso rosa en poco tiempo. Momentos después, nos informaron de que era una niña (Sí, en realidad decidimos no saber si era niño o niña), y me invitaron a visitar el carrito cuando ya no estorbara a la gente haciendo su trabajo. No quiero culpar a la doctora que atendió el parto, pero si me hubiera dicho simplemente: "la bebé puede estar un poco descolorida y puede que no respire enseguida", me habría evitado aquel breve ataque de nervios. Pero no todos los médicos tienen que dar una clase. Debería haber tenido que leer eso. Aparte de la enfermera que miraba el reloj, nadie hacía nada que mostrara preocupación. No había máquinas en movimiento, ni respiradores, ni murmullos. Había llegado al juego mal preparado.

Resulta que hay unos 10 minutos antes de que el bebé experimente problemas más graves y mucho más antes de que se plantee la cuestión de la mortalidad. Su APGAR inicial fue de cuatro, que en realidad yo sabía que estaba en el rango de moderadamente anormal, y mi educación personal me había llevado hasta allí. Sabía que cuatro no era el tipo de número que querías oír, y no sabía por qué cosas estaba ganando puntos. Si no hubiera tenido tanto pánico, me habría dado cuenta de que tenía cero puntos por aspecto, cero por actividad y cero por respiración, pero eso también significaba que su corazoncito debía de estar latiendo. Estaba ganando puntos por algo que yo no podía ver desde donde estaba (véase la barra lateral de puntuaciones APGAR). La parte feliz de la historia es que, en cuanto respiró por primera vez, su puntuación subió a ocho y el peligro inmediato se alejó con las mismas alas con las que había llegado. Una lección que hay que aprender aquí es que probablemente todos los presentes saben más que tú sobre lo que está pasando. No es pecado hacer preguntas. Redúcelas al mínimo y no seas pesado. Nunca digas a tus médicos lo que tienen que hacer, a menos que te pidan tu opinión.

Puntuaciones APGAR

APGAR son las siglas de Apariencia, Pulso, Gestos, Actividad y Respiración. Las puntuaciones son un medio de evaluar rápidamente la salud relativa de un bebé. Las evaluaciones pueden hacerse varias veces, desde inmediatamente después del nacimiento hasta un periodo prolongado si parece haber alguna preocupación. La puntuación se basa en cinco categorías en las que el bebé puede puntuar de 0 a 2 en cada una de ellas, siendo la puntuación más alta un diez. Las categorías y puntuaciones incluyen:

- Aspecto (0 - El bebé está azul, 1 - el bebé tiene las manos o los pies azules, 2 - el bebé está rosa)
- Pulso (0 - inferior a 60 pulsaciones por minuto, 1 - de 60 a 100 pulsaciones por minuto, 2 - superior a 100 pulsaciones por minuto)
- Gestos (0 - No responde a la estimulación, 1 - ligera reacción a la estimulación 2 - una clara reacción a la estimulación)
- Respiración (0 - No respira, 1 - llanto débil, 2 - llanto fuerte)
- Tono muscular (0 - Cojea, 1 - movimiento reservado, 2 - movimiento activo)

La más confusa de ellas es el de "Gestos". Todos significa que el bebé reacciona a un estímulo reflejo, como un pellizco suave u otra molestia. Esto no es nada científico y no requiere instrumentos médicos.

La prueba se realiza de forma rutinaria inmediatamente después del parto y de nuevo cinco minutos después. Si la prueba de los cinco minutos sigue mostrando un APGAR inferior a siete, la puntuación puede seguir controlándose durante un tiempo prolongado.

Tuvimos tres sorpresas durante el parto: una epidural tardía (mi pareja quería evitar por completo el alivio del dolor debido a los riesgos potenciales), una episiotomía (que antes se consideraba casi un procedimiento estándar y ahora se utiliza mucho menos, pero no estaba en el plan de parto) y el cordón umbilical desviado. Mi mujer se puso la epidural en el último minuto, cuando le ofrecieron la última oportunidad (algunos médicos ponen la epidural hasta el momento de la coronación). Lo bueno de esperar era que había menos posibilidades de afectar al bebé, porque el tiempo entre la introducción de la epidural y el parto propiamente dicho era bastante corto. El riesgo para la madre y el niño es relativamente bajo, pero pueden surgir complicaciones.

Puede que hayas tenido un momento o dos en los que flaqueaste como yo, pero imagínate lo peor que podría haber sido si no hubieras estado tan bien preparado. Si te mareaste un poco al ver algunas de las cosas que ocurrieron, con suerte se lo ocultaste a tu pareja mientras sus partes femeninas realizaban ejercicios de calistenia que nunca soñaste que fueran posibles. Tu plan de parto debería haber incluido hasta qué punto te acercas a la acción. Si sabes que te tiemblan las rodillas a la vista de la sangre, quizá sea mejor que te sitúes al norte del centro de actividad mientras intentas consolar a tu pareja, o que simplemente te apartes o incluso salgas de la sala si no es el lugar adecuado para ti.

Otras opciones para dar a luz

Probablemente sea cierto decir que nadie planea una cesárea. Probablemente será una decisión de tu médico en respuesta a alguna complicación que no se resuelva fácilmente de otra manera. Obviamente, se trata de una intervención quirúrgica y requerirá una cubierta más práctica. La preparación y el procedimiento probablemente no durarán más de 30 minutos, pero complican el tiempo de recuperación.

La madre tendrá que ingerir líquidos y analgésicos, que normalmente no serían necesarios tras un parto natural. Aunque puede que no sea la opción preferida, alégrate de que esté disponible y acepta que fue el mejor consejo que te dieron. Ten en cuenta que las tasas de cesárea varían de un hospital a otro y de un médico a otro. Te conviene informarte con mucha antelación sobre el historial de tu ginecólogo y de tu hospital.

El parto inducido será muy parecido al parto natural, excepto por el preámbulo. No existe la sorpresa real de la rotura de bolsa y las contracciones inesperadas, a menos que, por casualidad, el parto normal comience el día de la inducción. Debería acabar siendo más como acudir a una cita con el médico, sin ninguna carrera alocada a Urgencias. Suele ser una opción a la que se recurre cuando la fecha del parto se ha retrasado. Varias formas de acelerar las cosas incluyen un goteo de oxitocina, la maduración cervical con prostaglandina (que relaja el cuello uterino mediante una aplicación vaginal) y el desprendimiento de membranas. Pueden utilizarse uno o varios métodos en función de la dificultad de la puesta en marcha o del motivo de la inducción. En la mayoría de los casos, la inducción será igual que el parto natural, salvo que generalmente se acepta que es más rápida y más intensa (es decir, dolorosa).

En todos los casos, tu trabajo como compañero sigue siendo más o menos el mismo, mientras los profesionales médicos se dedican a su trabajo. Bien por ti si desempeñaste bien tu papel. Si había grietas en la armadura, aprende de tus errores.

Sumergiéndote en la comprensión de un parto exitoso

- ¿Qué está pasando con el bebé?
- ¿Qué está pasando con tu pareja?
- ¿Cuál es la mejor forma que tienes de ayudar?

¿Qué está pasando con el bebé? El bebé acaba de salir de su cómodo y cálido nido a las brillantes luces y la gran ciudad de una habitación de hospital. Es mucho a lo que hay que acostumbrarse, comparado con el sordo y apagado movimiento del útero. No es de extrañar que la mayoría empiecen a llorar casi de inmediato. El bebé recibe todos los cuidados especiales que necesita, pero la mayor parte de la atención se centra en aclimatarlo a la madre y al nuevo mundo real. Pesarán y medirán al bebé, le darán gotas antibióticas para los ojos y una inyección de vitamina K. Esta última ayuda a normalizar la coagulación de la sangre. Tomarán las huellas del bebé para su registro e identificación adicional.

Antes incluso de dejar la sala de partos, mamá, papá y el bebé recibirán brazaletes de identificación que necesitan tener siempre para asegurarse de que los padres se reúnen con los niños correctos. El objetivo es hacer que la pesadilla de una posible confusión sea algo casi imposible. En el pasado hubo trágicos casos de bebés intercambiados al nacer, pero afortunadamente la práctica ha evolucionado. En casos extremos, podría utilizarse el ADN para identificar a los padres correctos de un niño.

Las pruebas posteriores al parto incluyen pruebas de audición, análisis de sangre y observación para detectar defectos congénitos del corazón. Si es necesario, el bebé puede someterse a pruebas de VIH y hepatitis. Si es un niño y se selecciona la opción de la circuncisión, puede realizarse en los dos primeros días. Una práctica cada vez más habitual es tener que hacer que los padres vuelvan al cabo de una o dos semanas para la intervención.

Una vez fuera del hospital, el bebé ya no tiene el sistema automático de apoyo y protección del cuerpo de la madre. El personal del hospital no te acompañará a casa, y el bebé depende totalmente de sus padres para sobrevivir. Atendiendo a ese nivel de cuidados, es probable que ninguno de los padres duerma mucho, y así seguirá siendo durante algún tiempo hasta que las cosas se estabilicen en una rutina.

¿Qué está pasando con tu pareja? Tu pareja acaba de experimentar un cambio colosal y repentino en su físico. Puede que sea de las que se encogen de hombros, o que el cambio la desoriente un poco. Ella podría ser sobrehumana si no se sintiera al menos un poco mareada, extremadamente aliviada o incluso mareada inmediatamente después del parto.

La madre y el bebé permanecerán en recuperación entre dos y cuatro días, dependiendo de si ha sido un parto natural o no. Esto puede variar debido a las políticas del hospital. Independientemente de ello, el cuerpo de la mamá tendrá que iniciar un proceso de reparación. Necesita comer sano, mantenerse hidratada y cuidar de su estado hasta que recupere las fuerzas.

Déjala decidir si acepta o no visitas. Puede que la gente se haya quedado en la sala de espera esperando oír las buenas noticias, pero eso no significa que deban ser admitidos automáticamente después del parto para ser los primeros en ver al bebé. Es probable que tu pareja esté agotada, que no sienta que tiene el mejor aspecto (a pesar y a causa de la repentina pérdida de 15 libras), o que simplemente necesite un tiempo de inactividad para meterse en la cabeza que el proceso ha terminado. Probablemente estará contenta de tener menos médicos que la pinchen como si fuera un experimento científico y de que aprender a ser una nueva mamá sea el primer punto de su lista.

La lactancia es nueva para ella, y los primeros intentos pueden ser tan pronto como una hora después del nacimiento. Aquí puede haber problemas, ya que el bebé está aprendiendo la anatomía de la madre y ésta no tiene ninguna experiencia. Es probable que los hospitales tengan un especialista en el equipo para consultar los problemas de la lactancia materna. Es importante que la madre y el niño tengan ese tiempo para establecer ese vínculo.

Es probable que haya cambios de humor provocados por el agotamiento, las hormonas y simples reacciones emocionales a la realidad. La alegría, la incredulidad, incluso echar de menos tener a su bebé dentro, pueden invadirla en un momento. Las fluctuaciones pueden desaparecer en pocas semanas o persistir. En casos extremos, puede evolucionar hacia una depresión posparto. La sospecha de esto último debe evaluarse. En general, esperamos que las cosas vuelvan gradualmente a la normalidad para ella y para ti en las próximas seis semanas. Sé su cuidadoso observador, y no asumas que ha llegado el momento de dejar tu puesto.

¿Cómo puedes ayudar? Tu papel como padre ha cambiado por completo cuando el bebé sale del vientre materno. Ya no eres un jugador en la banda que se limita a atender a su pareja (y a ti mismo), sino que hay una lista de nuevas tareas y habilidades que desarrollar.

Serán cosas que ya sabes que están en camino. Aun así, es más probable que tu experiencia previa con todas ellas haya sido en forma de simulacro de incendio que de incendio (a menos que hicieras lo sugerido y exploraras tus recursos personales para experimentar con bebés reales).

Las habilidades prácticas que necesitas adquirir incluyen las siguientes, y casi exactamente en este orden:

- Cargar al bebé
- Sentar al bebé en el asiento del coche
- Cambiar pañales
- Alimentar al bebé
- Hacer eructar al bebé
- Acostar al bebé

Cómo sostener al bebé en brazos. Tu bebé no se parece en nada a un equipo deportivo. Es bastante delicado y se parece más a una urna de valor incalculable que a un balón de fútbol. Los recién nacidos no tienen mucha resistencia, musculatura ni coordinación, y especialmente durante los dos primeros meses, querrás prestar especial atención al apoyo del cuello y la cabeza. Recuerda que he dicho "especial cuidado". Todo el paquete requiere tu atención. No debes abordar la situación con temor, pero sí que necesitas mostrar una delicadeza consciente.

Hasta que tu bebé muestre una capacidad significativa para soportar el peso de su propia cabeza, está literalmente en tus manos hacerlo por él. Cuando levantes al bebé, sujétale siempre el cuello y la cabeza con una mano y con la otra el trasero. Puede requerir un poco de práctica la transferencia a la posición de cuna, pero incluso para muchos papás será algo natural. Cuando el bebé crezca (más de tres meses y soporte cómodamente el peso de su propia cabeza), podrás experimentar con otras formas de sostenerlo que les resulten más cómodas a ti y al niño.

Llevar al bebé en brazos será algo que experimentarás antes de dejar el hospital, tanto si alguien te lo entrega como si vas a recogerlo por tu cuenta. Peca siempre de precavido las primeras veces que cargues al recién nacido, y no seas tímido a la hora de hacer preguntas o pedir consejo, y escucha cuando te lo ofrezcan. Nadie quiere decirle a un padre primerizo que parece que es la primera vez que va a la pista de patinaje. Los comentarios se hacen para ayudarte y asegurar el bienestar de tu hijo.

Cómo sentar al bebé en el asiento del coche. Lo siguiente que estoy seguro de haber hecho fue colocar torpemente a mi hija en el asiento del coche. Todavía no había dejado el estacionamiento del hospital y, después de conseguir que no se cayera del portabebés, logré colocarla en su sitio con el asiento orientado hacia la parte trasera del coche. Juraría que esto solo fue posible porque ya había puesto y quitado el asiento una docena de veces en la práctica. No cometas el error de pensar que el día que lleves el bebé a casa te las arreglarás para colocarlo. Aunque la gente se imagina el trayecto del hospital a su residencia como una especie de cuento de hadas, si resulta que llueve a cántaros o es el día más caluroso del verano, no querrás pasar mucho tiempo leyendo las instrucciones que olvidaste traer. Si es ese día de mucho calor, asegúrate de enfriar el coche antes de bajar al bebé. Puede que le guste estar bien abrigado, pero no le gustará mucho asarse en un horno.

Nuestro hospital tenía por norma que un especialista viniera a verme instalar el asiento y se asegurara de que lo hacía bien. Quizá sea posible solicitar este servicio si no se ofrece como práctica habitual. He aquí otra joya para el plan no escrito. No quieres que una simple bombeada en los frenos derrame tu carga tan especial solo porque no dedicaste el tiempo necesario para hacerlo bien.

El cambio de pañales. Aunque puede que tengas la oportunidad de cambiar a tu bebé por primera vez en el hospital, es probable que tu primera vez sea en casa, con el lujo de disponer de una mesa para cambiarlo. Si es así, es probable que alguien más listo que tú haya aprovisionado la zona con todas las cosas prácticas que necesitarás en un momento u otro para hacer frente al desorden. Es inevitable que te olvides de algo y que tus primeros cambios sean supervisados.

Después de un par de ellos, desarrollarás todas las habilidades que necesitas para improvisar soluciones rápidas a los momentos de "qué más da". Los productos pueden agotarse, y el bebé no tendrá la cortesía de esperar a hacer nada mientras está en medio de un cambio. Piensa en los suministros como si fueran papel higiénico y sustituye siempre el rollo cuando se acabe.

En esos momentos más especiales en los que te enteras de que un pañal puede pesar tanto como el bebé (o al menos eso parece), mantendrás la calma y te las arreglarás para lidiar con las montañas de caca más prominentes mientras dejas la zona impecable y al bebé libre de dermatitis del pañal. Aprende lo que realmente necesitas y hazte a la idea de los momentos en que tienes que preparar tú mismo la bolsa de viaje. Créemelo, ese momento llegará.

Alimentando al bebé. Por supuesto, si la mamá está dando el pecho, tu participación en la alimentación del bebé estará limitada en cuanto al papel que puedas desempeñar. Sin embargo, cuando y si la mamá planea volver al trabajo, tienes turnos divididos o simplemente quieres poner de tu parte para dejar dormir a tu pareja, tienes que ser capaz y tener conocimientos sobre la alimentación del bebé. La leche de fórmula o la leche que se ha extraído de mamá y guardado en el refrigerador deben calentarse a la temperatura adecuada. En realidad, no es necesario calentar la leche de fórmula, pero si tienes en cuenta la fuente original, la leche más fresca con estar a unos 98.6 grados Fahrenheit (37 grados centígrados). La palabra "aproximadamente" está ahí para reconocer el hecho de que los pechos pueden no estar precisamente a la temperatura media, porque no todos lo están. Además, a menudo están envueltos en prendas adicionales y se extienden desde el torso, por lo que es difícil decir de un modo u otro que exista una temperatura perfecta. Sin embargo, parece en contra de la intuición el proporcionar al bebé algo que podría resultarle menos reconfortante y satisfactorio sometiéndole a una dieta líquida fría.

Ten cuidado de no sobrecalentar la leche. No es mala idea utilizar una caldera doble. Incluso puedes simplemente calentar una botella en una olla con agua caliente. Solo tienes que dejar correr agua caliente del grifo y colocar la botella dentro. Independientemente de cómo lo hagas, revisa siempre la temperatura final de la leche. Alguna fuerza misteriosa podría estar actuando para frustrar tus mejores esfuerzos. Asegúrate de que la leche está bien mezclada inclinando el biberón unas cuantas veces de extremo a extremo y echándote un chorrito en la muñeca. Esto tampoco es una ciencia exacta, así que peca de precavido.

Cuando se utilice leche de fórmula en polvo y se mezcle la propia, hay que garantizar que la fuente de agua sea pura y no contenga cantidades elevadas de sustancias químicas que suelen encontrarse en el agua del grifo, como el flúor y el cloro. En los casos en que utilices agua de manantial, probablemente sea mejor hervir primero el agua durante varios minutos y dejar que se enfríe. En la mayoría de los casos, el agua del grifo debería ser segura, pero puede ser aconsejable extremar las precauciones dependiendo de dónde vivas. Si utilizas agua embotellada, revisa los niveles de pureza. No estará al alcance de todo el mundo instalar un sistema de purificación, pero incluso éstos variarán en eficacia y viabilidad.

Asegúrate de que todos los preparados o la leche materna se almacenen correctamente, y procura respetar las limitaciones en cuanto al tiempo que los dejas fuera. No es imposible que puedas crear condiciones inseguras para el almacenamiento de la leche, sobre todo cuando estás fuera con una bolsa de viaje. Ten cuidado de vaciar rápidamente los biberones que se hayan utilizado y mantén las cosas limpias, si no es que absolutamente estériles. A nadie le gusta esta frase, pero: ¡lee las instrucciones del fabricante para el manejo de todos los equipos de alimentación con biberón!

Cómo hacer eructar al bebé. Algo con lo que los papás probablemente se sientan identificados es con la necesidad que tiene un bebé de eructar. Si se le quedan los gases cuando come demasiado rápido o se toma una bebida carbonatada, eso significa que estará incómodo. Pues eso mismo le ocurre al bebé. El aire que se cuela al amamantarlo va a ser incómodo, y hasta que no se libere del gas atrapado, es causa de incomodidad a la hora de la siesta y de ataques de llanto.

Lo que estás intentando hacer con el eructo es crear un ambiente en el que las pequeñas burbujas de la barriguita se fusionen para que puedan escapar en un aullido estruendoso. Los métodos preferidos son dar golpecitos en la espalda del bebé justo debajo de los omóplatos o frotarlo. El resultado es el mismo: introducir vibraciones suaves anima a las burbujas a fusionarse. Por favor, ten en cuenta la palabra "suaves" como clave del éxito y evita cualquier cosa más brusca que pueda considerarse sacudir al bebé.

La forma más fácil de hacerlo para la mayoría de los papás primerizos es echarse al hombro una sábana para eructar (también conocida más notoriamente como trapo para vomitar) y luego acunar el trasero del bebé con el brazo derecho para que mire hacia tu pecho y hacia el trapo. Dedica un rato a dar palmaditas y frotar la espalda del bebé. Las burbujas se acumularán y escaparán.

El nivel de violencia de la fuga es a veces el motivo por el que necesitas el trapo para vomitar. Si a ti te suele dar una ducha de leche y a tu pareja no, puede ser que tu técnica de alimentación esté animando la ingestión de aire. Quizá valga la pena revisar tu estilo y prestar mucha atención a las diferencias entre tu forma de alimentar al bebé y la de tu pareja. Ese pequeño esfuerzo podría ahorrarte algunos cambios de camiseta.

Acostando al bebé. Los momentos en los que puedes asumir el mayor papel de héroe son aquellos en los que consigues dormir al recién nacido cuando tu pareja lleva horas haciéndolo. A veces es un logro desarrollar la confianza para conseguir que vuelvan a dormirse en mitad de la noche. Entre las cosas que pueden mantener despierto a un bebé y que son obvias para las mamás—y los papás tienden a olvidar—están el cambio de pañales o un ligero pellizco al tomar el biberón. Por supuesto, los gases de más de un tipo pueden mantener despierto al bebé con molestias estomacales o abdominales. Un suave masaje puede ser justo lo que necesita.

Los trucos funcionan a veces, como sacar al bebé a pasear en el cochecito o en el coche. Una vez, al atravesar un campo de juego, descubrí que llevar nuestro cochecito con ruedas supergrandes por un montón de hierba abierta creaba un movimiento que arrullaba. El paseo era un poco menos suave que el asfalto, y parecía ser un truco que funcionaba a menudo. Asegúrate de limitar los paseos en coche a los momentos en que estés lo bastante alerta para conducir.

Otro método popular con el que puedes trabajar es el sonido. El ambiente del útero es oscuro, y la mayor parte de la estimulación sensorial del feto es auditiva. Teniendo en cuenta que el bebé está permanentemente sumergido durante esos nueve meses, los sonidos tienden a ser amortiguados y rítmicos, como la respiración o el latido de la sangre. Así que, aunque la gente a veces recurre a lo que reconoce como música como algo que será arrullador y reconfortante para un bebé, puede que no sea la mejor opción. Las canciones de cuna se crearon por una razón, pero seguro que los bebés pueden preferir el jazz, la música clásica, la new age o incluso el rock. Cuando encuentres algo que funcione, intenta ampliar esa biblioteca. No te sorprendas si los sonidos que arrullan a tu bebé no son los que te arrullan a ti mismo. Parece que las tormentas de verano pueden tener en los bebés un efecto similar al que tienen en los adultos, y un simple ruido blanco como abrir la ducha puede ser magia pura.

Presta atención a la posición o posiciones en las que tu hijo prefiere dormirse y, si nunca lo has hecho, prueba distintas posturas. En posición vertical, acunado o boca abajo, todas ellas pueden producir resultados diferentes, al igual que el balanceo rítmico o caminar con un poco de brío en tus pasos.

Ten cuidado al colocar al bebé en la cuna. El bebé debe colocarse siempre boca arriba, sobre todo en los primeros meses, cuando no puede desplazarse por sí mismo. Mantén el área inmediata libre de muñecos de peluche, almohadas, mantas y otras cosas que puedan parecer atractivas para un adulto, pero que pueden no ser lo mejor para la seguridad del niño durante el sueño.

El poder de los padres y de la pareja

Te has graduado en la escuela del embarazo y ahora eres padre. La lista de nuevas habilidades que tienes que aprender es menos misteriosa cuando el embarazo ha terminado y el bebé ha llegado, sobre todo porque puedes ver con qué estás trabajando. El embarazo estaba cargado de emociones y de procesos desconocidos que no podías ver, y en la paternidad, las cosas son principalmente prácticas y suceden en el mundo real. Eso te beneficiará. Déjate aconsejar y aprende de la experiencia, y todo irá bien.

No tires ese cuaderno de papá que iniciaste al principio. Si la suerte hace que más adelante seas de nuevo padre de un recién nacido, éste será un gran cuaderno de registro de lo ocurrido. También será una forma de aprender sobre los errores que cometiste, porque tu registro personal va a ser lo más valioso que tengas en el futuro. Aunque tengas buena memoria, ese cuaderno la mejorará.

Conclusión

Un viaje sentimental

Has visto el embarazo culminar con éxito y, en su mayor parte, has conseguido no estropear nada. Si lo has tenido que dar todo, has mejorado el estado de tu relación, aunque antes fuera buena. Han mejorado lo que comparten y cómo lo comparten, lo que es un buen augurio para el futuro.

El viaje del embarazo lo emprendieron juntos y se materializó en el florecimiento de una nueva vida. Si te has tomado en serio los consejos de estas páginas y has seguido las sugerencias, te ha resultado más fácil afrontar esta primera experiencia con el embarazo que a la mayoría de los hombres, y mejoras la salud y las perspectivas de tu relación y de tu familia. No ha sido solo un viaje de sudor y lágrimas; ha sido una experiencia de aprendizaje que te ha convertido en mejor compañero y mejor padre. Al igual que la capacitación para un trabajo, las habilidades que aprendas se extenderán a otras partes de tu vida y te ayudarán a asumir responsabilidades para las que, de otro modo, nunca habrías tenido que capacitarte.

Después de que haya nacido el bebé, una clara diferencia que empezarás a notar entre ti mismo y tu pareja es que ella tenderá a querer que estos años duren para siempre. Aunque tú te lo pasarás bien y disfrutarás de la experiencia (la mayor parte del tiempo), es posible que no puedas contener tu entusiasmo por conseguir que tu hijo haga cosas de chicos contigo, como jugar al béisbol. Reconozco que quise iniciar a mi primer hijo en los juegos de habilidad demasiado pronto. Por otra parte, al final acabé disfrutando de aquellos años en plan de papá. Te sugiero que no apresures estos años de la infancia. Igual que no pudiste pisar el acelerador en los nueve meses de embarazo, todos llegarán a su debido tiempo. Prepárate para considerar qué más puedes obtener de esta parte de la experiencia. Algunas personas lo llaman 'no pensar', vivir el momento en lugar de empujar constantemente hacia el futuro o, peor aún, intentar cambiar el pasado. Si desperdicias la oportunidad que tienes ahora, no volverá. En algún momento, puede que acabes mirando atrás con una carpeta vacía de los primeros años de la vida de tu hijo y te preguntes adónde fueron.

Puede que en realidad no te diviertas arrullando y cuando un grupo de mujeres se reúnen para hablar de bebés, toda la sensación de alegría te invade como palabras de chismorreo sobre una cerca. Te ofrecerás como voluntario para llenar tazones de bocadillos y rellenar bebidas con tal de salir de la sala. Lo que realmente quieres hacer es buscar esos momentos que acaban siendo claramente "papá". Si los arrullos no son lo tuyo, deja los arrullos para mamá y céntrate en las cosas del mundo de las maravillas de tu hijo de las que puedes disfrutar. No es buena idea ir en contra de los deseos de tu pareja, pero hay veces que dejo que mis hijos hagan cosas que podrían haber hecho fruncir el ceño a su madre. No hay nada más tonto que jugar en la arena para gatos, pero explorar el mundo con unos deditos no tan hábiles. Cuando llegó el momento de gatear por la hierba, formar parte de esa experiencia señalando las flores de diente de león y las cosas que podrían encender el descubrimiento creó un tipo diferente de alegría. Enseñar a un bebé a sumergir una bellota en un cubo de plástico es un nivel de habilidad que algunos alcanzarán antes de pronunciar sus primeras palabras. Pero eso es una conexión y el comienzo de la comunicación con tu hijo. Cosas que para ti se convirtieron en habituales hace mucho tiempo son todas nuevas a los ojos de tu hijo, y quizá sean una forma de volver a ver el mundo. Las cosas más pequeñas pueden proporcionarles la mayor satisfacción, y esta cosa diminuta que has traído al mundo puede ser, a su vez, esa fuente de satisfacción y descubrimiento para ti.

Muy pronto, tu hijo llegará a una edad en la que te sentirás más en tu elemento. Puede que incluso acabes echando de menos algunas de las cosas más mundanas que fueron ocurriendo a medida que crecían, porque no puedes estar ahí todo el tiempo. Pero todo este proceso de dominar el embarazo y la paternidad es algo con lo que nadie nace. Es una dura batalla de perseverancia y voluntad; no obstante, la recompensa es enorme. Aprende a disfrutar de los momentos, y se quedarán contigo para siempre.

El poder de los padres y de la pareja

Ahora tienes las herramientas que te ayudarán a comprender lo que está por venir. Espero que ahora puedas explorar el mundo que se está abriendo ante ti. Sé un participante dispuesto a aprender y a seguir creciendo, manteniendo el rumbo. Esta parte del viaje significa aprender cosas nuevas mientras saboreas los recuerdos. Quédate con los buenos. Dicen que tener un recuerdo es prácticamente lo mismo que vivir el evento. Escoge y selecciona los buenos, y verás que estás añadiendo bolas del mejor helado al cono.

Me encantaría conocer tu opinión sobre este libro, tanto desde la perspectiva de cómo se aplicó a tu experiencia como de lo que aprendiste de tu experiencia real que podría haberse incluido aquí. No dudes en enviarme un correo electrónico a http://williamhardingauthor.com/.

Si crees que el libro ha sido útil y que merece una buena reseña, por favor, deja una en Amazon o en el sitio que prefieras. Esto ayudará a los papás que ni siquiera conoces a prepararse para esta fase de su vida y a disfrutar de su futuro.

Gracias por leer este trabajo. Espero poder seguir creando más en el futuro.

Puede que aún no estés preparado para volver a vivirlo, y puede que tu pareja tampoco lo esté, pero como todo lo que se desliza por el retrovisor de la vida, siempre puedes mirar atrás con un mayor aprecio.

Reseñas

Como autora independiente con un presupuesto de marketing reducido, las reseñas son mi medio de vida en esta plataforma. Si te ha gustado este libro, te agradecería mucho que dejaras tu opinión sincera. Me encanta saber de mis lectores, y leo personalmente cada una de las reseñas.

Únete a la Comunidad del

Club de Papás

Club de PAPÁS: Grupo de apoyo para padres | Facebook

Referencias

¿Es real el síndrome de Couvade (embarazo por simpatía)? (healthline.com)

60 grandes frases y refranes sobre la paternidad (firstcry.com)

Índices de Apgar - Wikipedia

www.ingramcontent.com/pod-product-compliance
Lightning Source LLC
Chambersburg PA
CBHW071409080526
44587CB00017B/3223